CLAUDIA RITTER

NATÜRLICHE BLUTDRUCKSENKER

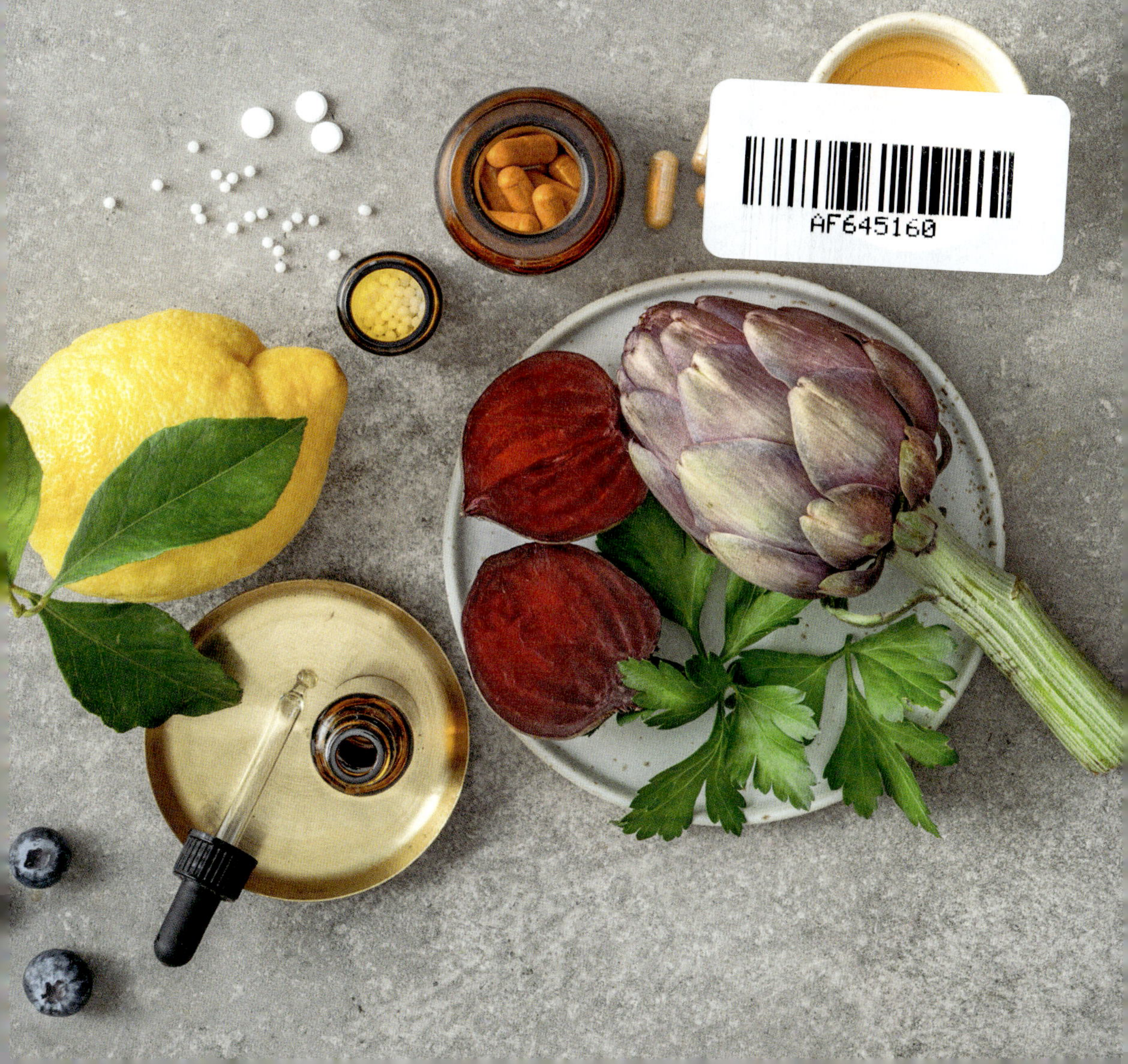

THEORIE

Den Blutdruck natürlich senken 5

BLUTDRUCK GUT – ALLES GUT? 7

Die Grundlagen verstehen 8
Was ist Bluthochdruck? 9
Herz und Kreislauf 10
Extra: Das Herz-Kreislauf-System … 11
Blutdruck und Blutdruckregulation 12
Vom Blutdruck zum Bluthochdruck 14

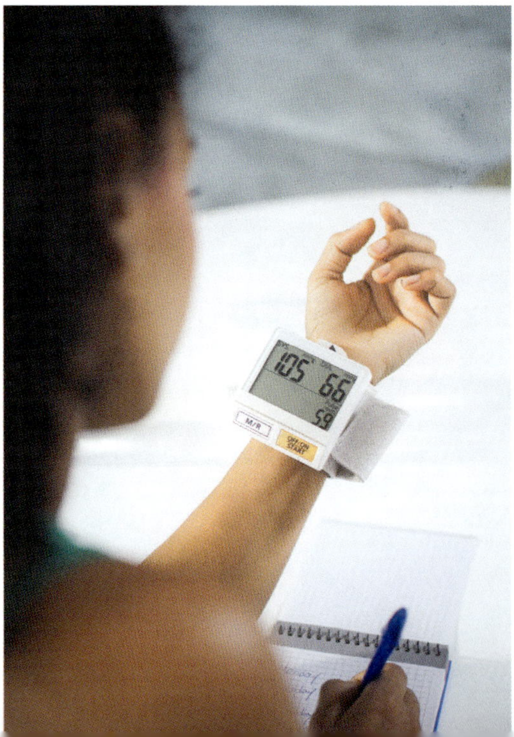

Extra: Übersicht der Blutdruckwerte 15
Extra: Niedriger Blutdruck – Hypotonie 16
Extra: Hypertensive Krise 17
Ursachen für Bluthochdruck 18
Extra: Fatale Kombination: Hochdruck, hohe Blutfettwerte und Diabetes 22

Symptome und Folgen des Hochdrucks 24
Bluthochdruck – wie fühlt sich das an? 25
Organschäden 27
Extra: Druck auf die Organe 28
Extra: Diagnose Bluthochdruck: Was darf ich, was nicht? 31

Messung und schulmedizinische Therapie 32
Grundlage jeder Blutdruckbehandlung 33
So messen Sie richtig 33
Extra: Manschette anlegen! 36
Extra: Die 24-Stunden-Langzeitmessung 37
Extra: Umfassender Gesundheitscheck 38
Klassische Behandlung 39
Medikamentengruppen 40

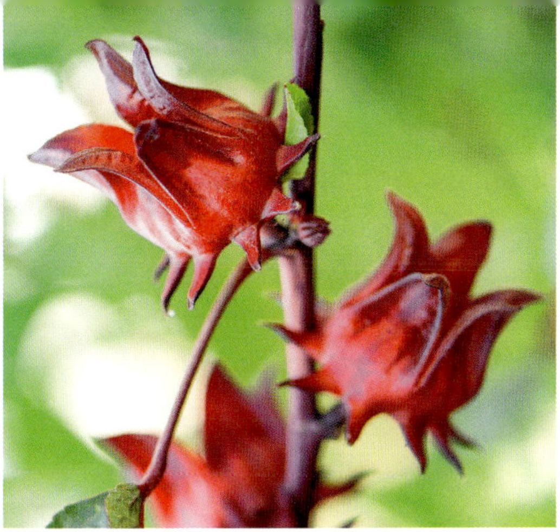

PRAXIS

HILFE AUS DER NATUR 45

Das Beste aus der Pflanzenwelt 46
Zubereitungsformen 47
Heilpflanzen im Porträt 49
Kombinationsmittel 58
Pflanzliche Aquaretika 59
Extra: Psyche & hoher Blutdruck 64

Homöopathische Helfer 66
Mittel der Homöopathie 67
Schüßler-Salze 72

Vitalstoffe für gesunde Gefäße 76
Vitamine 77
Mineralstoffe & Co 79
Extra: Probiotika – nützliche Bakterien für den Darm 83

Blutdrucksenker aus der Küche 84
Blutdruckfreundlich ernähren – ein Überblick 85
Extra: Gesunde Lebensmittel gegen Bluthochdruck 87
Extra: Die Sache mit dem Salz 89

DEM HOCHDRUCK ZU LEIBE RÜCKEN 93

Abnehmen und entlasten 94
Übergewicht abbauen 95
Frühstück 95
Zwischendurch 96
Mittagessen 98
Abendessen 100
Entlastung und Blutreinigung 102

Beschwerden? Das hilft! 104
Natürlich behandeln 104
Extra: Stress & Hochdruck 117
Extra: Beschwerden vorbeugen 120

SERVICE

Glossar 122
Bücher und Adressen 124
Register 125
Impressum 127

Bluthochdruck verursacht meist keine Schmerzen, hinterlässt aber häufig bleibende Schäden. Die Behandlungssäulen einer natürlichen Bluthochdrucktherapie können eine gute Alternative zu Tabletten sein. Die Maßnahmen senken nicht nur den hohen Blutdruck, sondern verbessern grundlegend die Struktur der Gefäße sowie die Durchblutung.

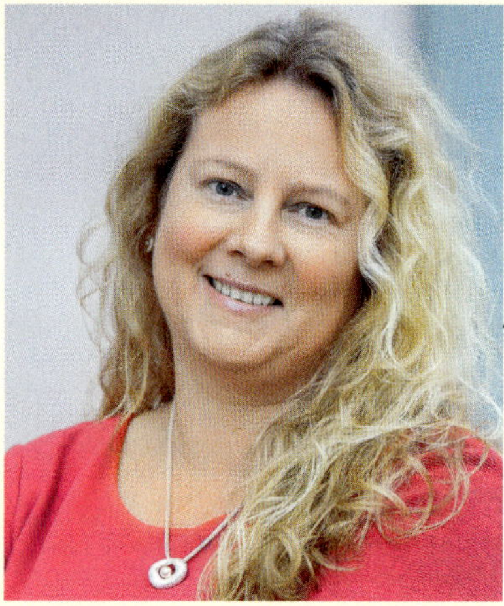

Claudia Ritter
ist Heilpraktikerin mit eigener Naturheilpraxis, ganzheitliche Ernährungsberaterin, Autorin mehrerer naturheilkundlicher Bücher und Mitglied der Kommission E, einer wissenschaftlichen Sachverständigenkommission für pflanzliche Arzneimittel. Schwerpunkte ihrer Praxis sind Autoimmunerkrankungen, hormonelle Störungen und Volkskrankheiten wie Bluthochdruck. Im GRÄFE UND UNZER VERLAG ist auch ihr Buch »Natürliche Stresskiller« erschienen. Weitere Informationen über Claudia Ritter und ihre Arbeit finden Sie unter: www.heilpraktikerin-ritter-claudia.de

DEN BLUTDRUCK NATÜRLICH SENKEN

Wurde bei Ihnen Bluthochdruck festgestellt und möchten Sie in Zukunft weniger oder keine chemischen Medikamente mehr dagegen einnehmen? Sind Sie motiviert, selbst etwas gegen hohe Blutdruckwerte zu tun? Dann ist dieses Buch für Sie das richtige.
Dass ein anhaltend hoher Blutdruck auf Dauer die Gefäße und auch einige Organe massiv belastet und deshalb gesenkt werden muss, steht außer Frage. Dabei müssen aber nicht immer Medikamente zum Einsatz kommen. In vielen Fällen lassen sich erhöhte Werte durch naturheilkundliche Anwendungen senken. Die Erfolge sind im Idealfall so groß, dass auf Arzneien der Schulmedizin ganz verzichtet werden kann. Für alle, die dennoch konventionelle Medikamente brauchen, haben natürliche Blutdrucksenker den Vorteil, dass sie zusätzlich eingenommen werden können, da es meist keine unerwünschten Wechselwirkungen gibt.
Aus dem großen Topf der naturheilkundlichen Möglichkeiten zur Blutdrucksenkung stelle ich Ihnen in diesem Buch bewährte, schonende und nachhaltige Methoden vor. Vorrangig sind dies Heilpflanzenanwendungen, die Gabe von homöopathischen Mitteln und Vitalstoffen sowie Tipps zur Ernährung und zur Veränderung des Lebensstils. Nicht für jeden passt das gleiche Heilmittel. Suchen Sie sich die Anwendungen heraus, die Ihnen am meisten zusagen. Probieren Sie verschiedene Varianten aus und kombinieren Sie sie, um das optimale Ergebnis zu erzielen.

Legen Sie gleich los. Heute ist der beste Zeitpunkt, um zu beginnen!

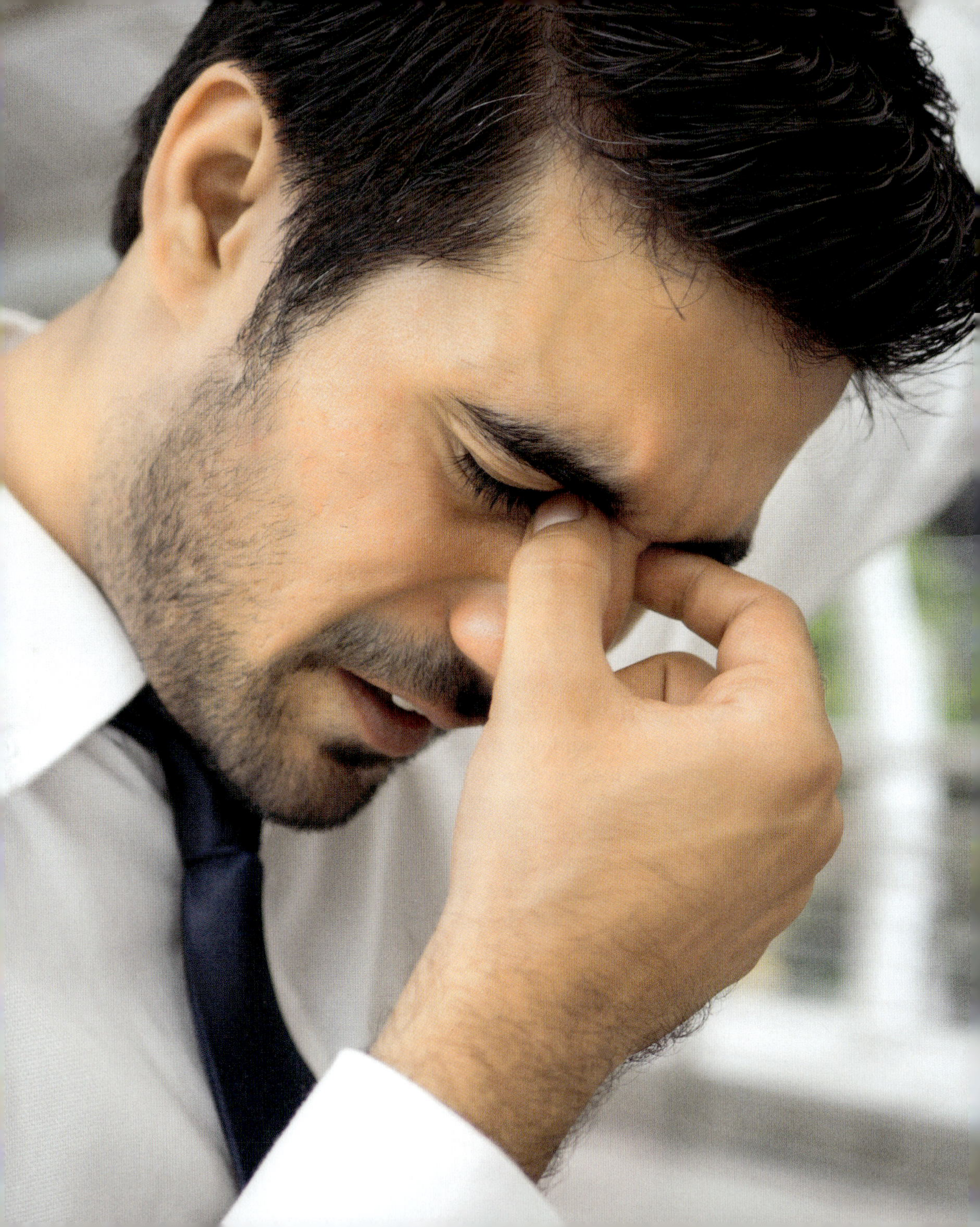

BLUTDRUCK GUT – ALLES GUT?

Unser Blutdruck, was ist das eigentlich? Und was passiert, wenn er aus dem Ruder läuft? Achten Sie auf die Signale Ihres Körpers, um bei drohendem oder bereits bestehendem Hochdruck gegensteuern zu können.

DIE GRUNDLAGEN VERSTEHEN
8

SYMPTOME UND FOLGEN DES HOCHDRUCKS
24

MESSUNG UND SCHULMEDIZINISCHE THERAPIE
32

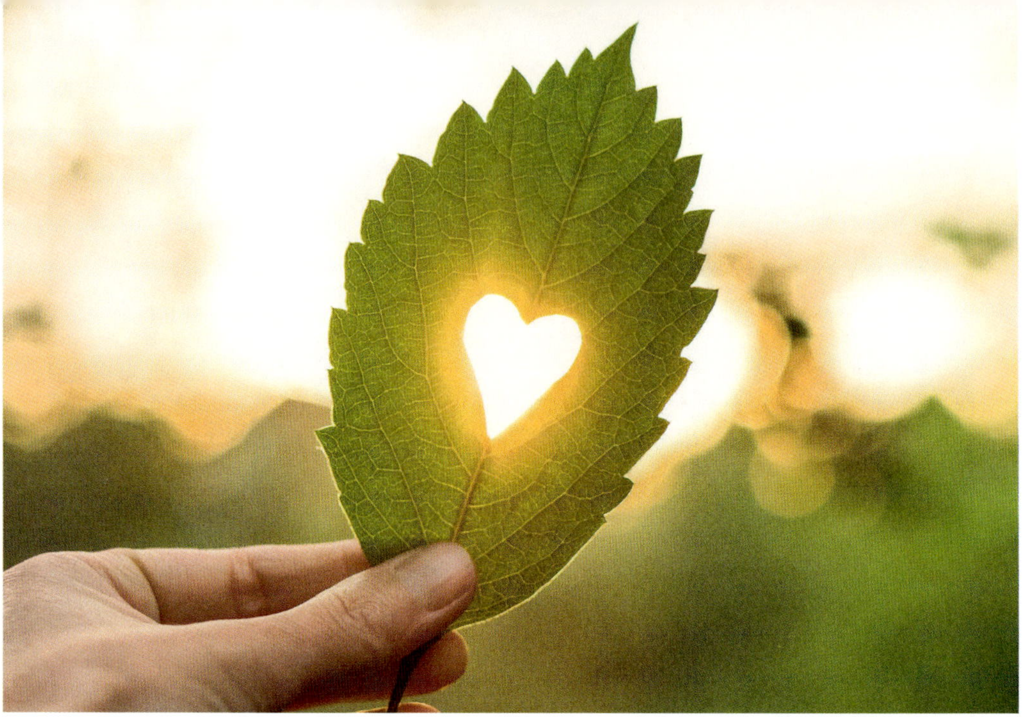

DIE GRUNDLAGEN VERSTEHEN

Herz-Kreislauf-Erkrankungen bereiten uns vielschichtige gesundheitliche Probleme. Unter dem Begriff werden Erkrankungen des Herzens und der Blutgefäße zusammengefasst. Bluthochdruck (Mediziner sprechen von Hypertonie) ist mittlerweile eine Volkskrankheit. Die Deutsche Hochdruckliga geht derzeit von rund 30 Millionen betroffenen Menschen in Deutschland aus. Rechnet man die unter 20-Jährigen heraus, sind etwas weniger als die Hälfte der Deutschen Bluthochdruckpatienten. Im reifen Alter von 70 bis 79 Jahren sind drei von vier Menschen betroffen. Bluthochdruck allein tut nicht weh – erst die Folgeerkrankungen führen zu teils massiven gesundheitlichen Einschränkungen. Je früher der Hochdruck aber erkannt wird, desto effektiver greifen die Maßnahmen.

WAS IST BLUTHOCHDRUCK?

Hypertonie ist ein chronischer Zustand, bei dem der Druck des Blutes in den Arterien erhöht ist. Heute spricht man ab einem Wert von 140/90 mmHg (Millimeter Quecksilbersäule, **siehe Seite 33**) von Hochdruck. Vor wenigen Jahrzehnten galten erst Werte ab 100 plus Lebensalter als erhöht (bei einem 65-Jährigen also 165 mmHg als erster Wert). Die Diagnose erfolgt nach drei Blutdruckmessungen an zwei verschiedenen Tagen. Im Idealfall liegt der Blutdruck bei 120/80 mmHg. Wer diesen Wert erreicht, hat gute Chancen, alt zu werden.

Bluthochdruck schädigt auf Dauer wichtige Organe wie das Herz und seine versorgenden Gefäße (Herzkranzgefäße) sowie alle weiteren Blutgefäße wie die des Gehirns und der Nieren. Das kann lebensbedrohliche Erkrankungen nach sich ziehen. Doch so weit muss es nicht kommen: Bluthochdruck lässt sich vorbeugend verhindern. Liegt er bereits vor, kann er in den meisten Fällen gut behandelt werden. Neben präventiven Maßnahmen, einem frühzeitigen Erkennen und einer medikamentösen Therapie sind natürliche Heilverfahren von großer Bedeutung.

So alt wie die Menschheit

Vermutlich existiert Bluthochdruck schon so lange, wie es Menschen gibt. Bereits in der Antike gab es Beschreibungen der Symptome. Schwindel, Kopfschmerzen und in der Traditionellen Chinesischen Medizin auch der sogenannte Leberwind sind Beschwerden, die wir nach heutigen Maßstäben dem Bluthochdruck zuordnen können. Mit Kräutern, Aderlass oder Akupunktur rückte man diesen Symptomen zu Leibe.

Der Begriff Bluthochdruck selbst ist eine Bezeichnung der modernen westlichen Medizin. Verlässliche Aufzeichnungen darüber gibt es erst, seitdem die Werte genau erfasst werden können. Erstmals beschrieb der englische Naturforscher, Physiologe und Erfinder Stephen Hales im Jahr 1713 eine direkte Blutdruckmessung.

UNDER PRESSURE – EIN VOLK UNTER DRUCK

Verlässliche Zahlen zu Bluthochdruckpatienten gibt es nicht, da nur vier von fünf Menschen von ihrer Erkrankung wissen beziehungsweise sich behandeln lassen. Weltweit hat schätzungsweise aber etwa ein Viertel der Erwachsenen Bluthochdruck. In den Industrieländern sind bis zu 50 Prozent der Volljährigen betroffen und global ist Hypertonie die führende Todesursache. Die Häufigkeit steigt mit dem Alter – auch Blutgefäße altern und werden weniger elastisch. Die durch Bluthochdruck entstehenden Kosten für das Gesundheitssystem gehen jährlich in die Milliarden.

Aufgabe des Blutdrucks ist es, die Blutzirkulation im gesamten Körper sicherzustellen, um ihn ausreichend mit Sauerstoff und Nährstoffen zu versorgen.

HERZ UND KREISLAUF

Das Herz-Kreislauf-System ist das Strömungssystem des Blutes im Körper, ausgehend vom Herzen zu den Organen und wieder zum Herzen zurück. Seine Aufgabe ist die Versorgung der Organe mit Nährstoffen, Signalstoffen sowie auch die Entsorgung von Stoffwechselprodukten. Beginnen wir mit dem Herz, dem faustgroßen Hohlmuskel, der in der Mitte des Brustkorbs, etwa zu zwei Dritteln links des Brustbeins und zu einem Drittel rechts davon liegt. Durch eine Scheidewand ist es in eine linke und eine rechte Herzhälfte geteilt. Jede Hälfte besteht aus einem kleineren Vorhof (rechtes/linkes Atrium) und einer größeren Herzkammer (rechter/linker Ventrikel).

HERZ IN ZAHLEN

Das Herz pumpt ständig Blut durch unsere Gefäße: täglich rund 7000 Liter. 180 Millionen Liter sind es im Laufe von 70 Jahren. Dabei schlägt unser Herz innerhalb von 24 Stunden rund 100 000 Mal. Zusammen haben alle Blutgefäße eine Länge von etwa 100 000 Kilometer.

Vorhöfe und Herzkammern sind durch Herzklappen getrennt. Sie sorgen neben den Venenklappen dafür, dass das Blut nur in eine Richtung strömt und kein Rückfluss möglich ist. Die Herztätigkeit selbst besteht aus einer rhythmischen Abfolge von Anspannung (Systole) und Entspannung (Diastole). Dies wird durch einen natürlichen Schrittmacher gesteuert, den Sinusknoten, der das Zusammenziehen des Herzmuskels durch elektrische Erregungen bewirkt. Mit jedem Herzschlag presst diese Pumpe beim herzgesunden Erwachsenen durchschnittlich 70 Milliliter Blut aus der linken Herzkammer in die Hauptschlagader (Aorta) und in den Blutkreislauf. Von dort fließt es zurück zur rechten Herzkammer und anschließend in die Lunge, wo es erneut mit Sauerstoff angereichert wird, um dann in die linke Herzkammer zu gelangen. Der Kreislauf beginnt also von Neuem.

Venen und Arterien

Gefäße, in denen das sauerstoffreiche Blut vom Herzen zu den Organen und Geweben bewegt wird, heißen Arterien. Als Venen werden jene Blutgefäße bezeichnet, die das sauerstoffarme Blut wieder zurück zum Herzen transportieren. Arterien und Venen verzweigen sich in eine Vielzahl hauchdünner Gefäße, die Kapillaren und Venolen. Sie sind der dritte Gefäßtyp im Blutkreislauf, der den Austausch von Sauerstoff und anderen lebenswichtigen Substanzen in Organen, im Gehirn und in der Muskulatur gewährleistet.

DAS HERZ-KREISLAUF-SYSTEM …

… ist ein verknüpftes Organsystem, das sauerstoff- und nährstoffreiches Blut (rot dargestellt) vom Herzen weg und mit Kohlendioxid angereichertes und nährstoffarmes Blut (blau dargestellt) zum Herzen hin transportiert.

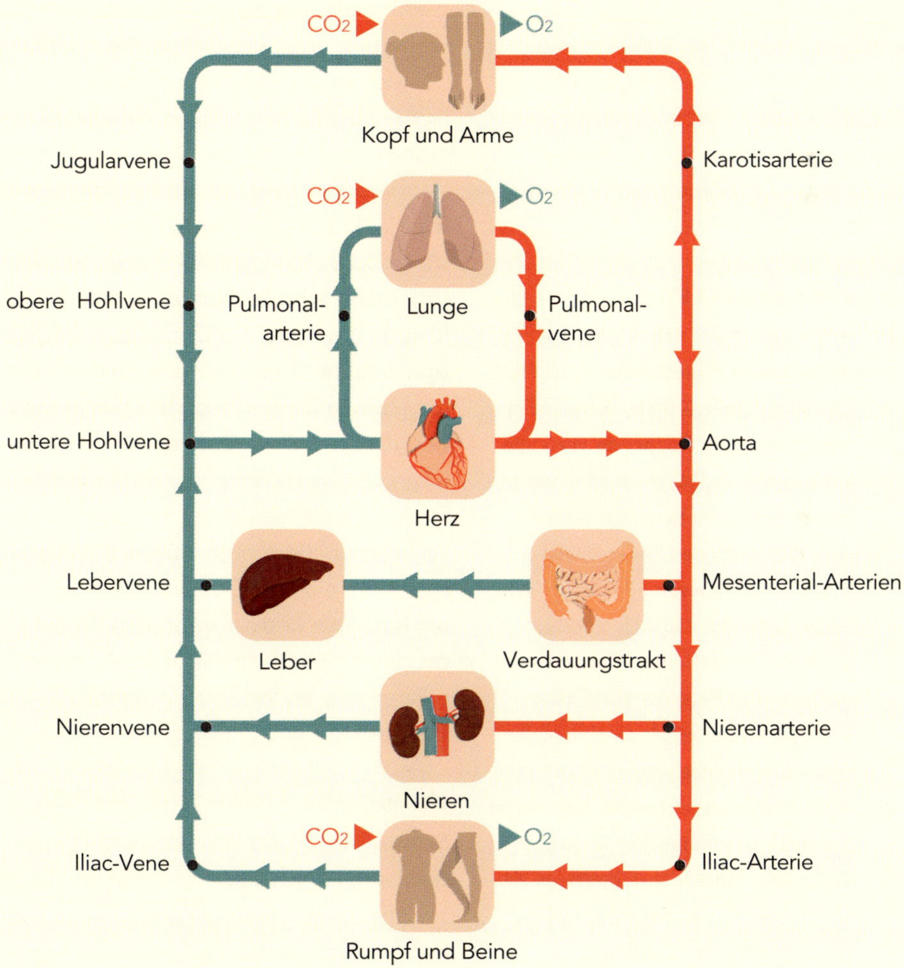

BLUTDRUCK UND BLUTDRUCKREGULATION

In dem geschlossenen Röhrensystem von Arterien und Venen findet also der Blutfluss statt. Nur ein bestimmter Druck in den Gefäßen kann einen ständigen Fluss gewährleisten. Der Druck, den der Herzschlag auf die Gefäßwände der Arterien, Venen und Kapillaren ausübt, wird als Blutdruck bezeichnet. Im klinischen Sprachgebrauch ist mit Blutdruck (kurz RR, **siehe Seite 33**) jedoch meist nur der Druck der größeren Arterien auf Herzhöhe gemeint. Er wird im Wesentlichen bestimmt durch die Herzfrequenz (Normbereich: 60–80 Schläge pro Minute), den Widerstand der Gefäße und das Blutvolumen (etwa 5–6 Liter pro Minute bei Erwachsenen). Die Blutdruckregulation des Organismus unterliegt komplexen Mechanismen, die bis heute noch nicht im Detail verstanden werden. Ein ausgeklügeltes System aus zentralen und lokalen Steuerungsvorgängen regelt den Blutdruck. Die Signale zur Gefäßweite können über Gefäßnerven (neuronal), über Botenstoffe (hormonell) oder lokal über Muskelkontraktion (Autoregulation) vermittelt werden. Eine kurzfristige Blutdruckregulation kann beispielsweise durch das Herz geschehen, indem es Druck und Schlagvolumen verändert. Die Elastizität und der Durchmesser der Gefäße sind weitere blutdruckbestimmende Faktoren. Zudem können auch die Nieren über die Regulation von Elektrolyten und die Ausscheidung von Wasser das Blutvolumen beeinflussen. Der Blutdruck ist in der Hauptschlagader, die von der linken Seite des Herzens bis in den Beckenbereich verläuft, am höchsten und sinkt auf dem Weg des Blutes durch den Blutkreislauf über Arterien, Kapillaren und Venen immer weiter ab, bis wieder das Herz erreicht ist.

ELEKTROLYTE

Elektrolyte sind elektrisch geladene Stoffe (Salze, Basen, Säuren) in Flüssigkeiten. Ihre Aufgabe ist es vor allem, Wasser im Körper zu verteilen, und damit sind sie auch an der Blutdruckregulation beteiligt. Sie können aber auch den Säure-Basen-Haushalt regulieren oder elektrische Reize zwischen Muskel- und Nervenzellen weiterleiten. Natrium und Kalium sind Beispiele für Elektrolyte. Sie fungieren als Gegenspieler und müssen ausgewogen vorhanden sein. Blutdrucksenkendes Kalium ist reichlich in pflanzlicher Nahrung enthalten, blutdrucksteigerndes Natrium eher in industriell verarbeiteten Lebensmitteln und Salz.

Höhen und Tiefen sind normal

Schwankungen des Blutdrucks sind in einem gewissen Ausmaß völlig normal und sogar notwendig. Ruhephasen, körperliche Tätigkeit und emotionale Faktoren bedingen Blutdruckveränderungen und sind eine Voraussetzung dafür, dass wir den Anforderungen des täglichen Lebens gewachsen sind. Nach einer Belastungsphase kann ein gesunder Körper den Blutdruck schnell wieder regulieren. Diese Feinregulation funktioniert beim Bluthochdruckpatienten jedoch nicht mehr so gut oder die normalen Schwankungen finden auf einem höheren Niveau statt. Die Kräfte, die dann fortwährend gegen die Gefäßwände drücken, können die Lebenserwartung des Patienten im ungünstigsten Fall sogar um bis zu zwei Jahrzehnte verringern.

BLUTDRUCK IM TAGESVERLAUF

Der Blutdruck unterliegt im Verlauf des Tages natürlichen Schwankungen. Ein Taktgeber im Inneren bestimmter Gehirnzellen beeinflusst ihn im Wechsel von Tag und Nacht. Nachts, gegen 3:00 Uhr, ist er am niedrigsten, danach steigt er gesteuert durch Sympathikusnerven allmählich wieder an, um das Aufwachen zu ermöglichen. Klingelt der Wecker, kann er schlagartig in die Höhe schnellen. Zwischen 8:00 und 9:00 Uhr erreicht er bei den meisten Menschen dann den ersten Gipfel. Nach dem Mittagessen wird mehr Blut für die Verdauung gebraucht und dadurch fällt der Druck etwas ab, um zwischen 16:00 und 18:00 Uhr am Spätnachmittag ein Tageshoch zu erreichen. Bei gesunden Menschen liegen die Werte in der Nacht um etwa 10 bis 20 Prozent niedriger als am Tag. Davon gibt es jedoch Ausnahmen. Ein gestörter Tag-Nacht-Rhythmus kommt vor allem bei Menschen mit höherem Lebensalter, bei eingeschränkter Nierenfunktion, bei Diabetikern und bei Patienten mit sekundären Hochdruckformen **(siehe Seite 20)** vor. Fatalerweise wird hoher Blutdruck in der Nacht oft nicht bemerkt. Eine Langzeitmessung **(siehe Seite 37)** kann hier Aufschluss geben. Zudem ist dieses Phänomen auch mit einem besonderen Risiko für Herzversagen, Infarkt und Schlaganfall verbunden, weshalb diese Patientengruppe ärztlich betreut werden muss.

VIELFÄLTIGE EINFLÜSSE

- **Position:** Im Liegen ist der Druck niedriger als im Sitzen oder Stehen. Beim Wechsel vom Liegen zum Stehen muss der Kreislauf rasch mit einer Erhöhung gegensteuern, damit das Gehirn ausreichend mit Blut versorgt wird. Menschen, denen diese rapide Druckerhöhung nicht gut gelingt, berichten von kurzzeitigem Schwindel und Flimmern vor den Augen.
- **Sport:** Körperliche Bewegung und Sport erhöhen den Blutdruck, da der Körper mehr Blut in die Muskeln pumpt. Auf Dauer sorgt regelmäßige Bewegung aber dafür, dass der Blutdruck sinkt, denn Bewegung trainiert den Herzmuskel und die Blutgefäße und macht sie elastischer.
- **Nieren:** Der Flüssigkeitshaushalt im Körper wird von den Nieren gesteuert. Scheiden sie vermehrt Flüssigkeit und Salze aus, sinkt der Blutdruck. Im Extremfall kann

durch Flüssigkeitsverlust sogar der Kreislauf zusammenbrechen. Zudem regulieren die Nieren den Blutdruck, indem sie mithilfe spezieller Hormone (Aldosteron, Renin und der Hormonvorstufe Angiotensin) die Blutgefäße verengen oder weiten und dementsprechend der Blutdruck steigt oder sinkt. Mediziner sprechen vom Renin-Angiotensin-Aldosteron-Mechanismus. Er ist ein wichtiger Angriffspunkt blutdrucksenkender Medikamente (**siehe Seite 40**).

- **Stress:** Gerade in Stresssituationen stehen viele Menschen im wahrsten Sinne des Wortes »unter Druck«, was sich in hohen Blutdruckwerten ausdrückt. Auch Schmerzen und andere Leiden erzeugen über ein hormonelles Regelsystem – die sogenannte Hypothalamus-Hypophysen-Nebennieren-Achse – Stress und Blutdruckanstieg.
- **Gefühle:** Eine Beziehung zwischen Emotionen und hohem Blutdruck ist unbestritten. Verliebtsein, Freude, aber auch Zorn, Wut und Trauer können die Spannung erhöhen und die Blutgefäße weiten oder verengen.
- **Umwelt:** Auch Wetter und Klima haben Einfluss auf unsere Körperfunktionen. Der Blutdruck reagiert vor allem auf Temperaturunterschiede. Im Winter ziehen sich durch Kälte die Blutgefäße zusammen, weshalb die Werte um circa 5 mmHg höher sein können als in den Sommermonaten. Besonders ausgeprägt ist dies bei einem plötzlichen Kältereiz wie dem Sprung ins Tauchbecken nach einem Saunagang. Durch Sauerstoffmangel in großen Höhen steigt der Blutdruck ebenfalls. Bluthochdruckpatienten sollten sich generell bei einem Klimawechsel einige Tage Ruhe gönnen, um sich zu akklimatisieren, ehe sie die körperliche Aktivität steigern.

VOM BLUTDRUCK ZUM BLUTHOCHDRUCK

Um den Blutdruck zu bestimmen, sind drei Messungen an zwei Tagen nötig. Eine einmalige Messung reicht zur Diagnose nicht. Die Maßeinheit, mit der der Blutdruck angegeben wird, ist historisch bedingt: Sie heißt mmHg = Millimeter Quecksilbersäule (**siehe Seite 33**). Der erste Wert gibt den maximalen Druck während der Auswurfphase des Herzens (Systole, systolischer Wert) an, der zweite Wert den Druck während der Füllungsphase des Herzens (Diastole, diastolischer Wert). Die Blutdruckwerttabelle auf **Seite 15** hilft Ihnen bei der Einordnung der eigenen Werte. Die Einteilung und Empfehlungen der Tabelle entsprechen den Vorgaben der europäischen Gesellschaften für Hypertonie und Kardiologie und wurden im Jahr 2018 neu angepasst.

Herz und Gefäße sind Strömungswege für das Blut. Im Zentrum steht das Herz, das mit seinen Kontraktionen den Blutkreislauf in Bewegung hält.

ÜBERSICHT DER BLUTDRUCKWERTE

Schlägt das Herz dauerhaft mit erhöhter Kraft, sprechen Mediziner von Hypertonie (Bluthochdruck). Laut internationaler Übereinkunft gelten alle Werte, die mehrmals am Tag über 140/90 mmHg liegen, als zu hoch. Die neuen Leitlinien der European Society of Hypertension (ESH) empfehlen inzwischen systolische Blutdruckwerte zwischen 130 und 139 mmHg bei 65- bis 80-Jährigen.

	Systolischer Blutdruck in mmHg	Diastolischer Blutdruck in mmHg	Empfehlung
Niedriger Blutdruck	unter 100/110	unter 60	Wechselduschen, Bewegung, viel trinken, Medikamente (infrage kommen Medikamente mit Coffein, die den Sympathikus anregen, oder pflanzliche Mittel wie Weißdorn)
Normaler Blutdruck			keine Therapie oder regelmäßige Kontrolle der Werte erforderlich
optimal	unter 120	unter 80	
normal	unter 130	unter 85	
Hochnormaler Blutdruck	130–139	85–89	häufiger kontrollieren (Selbstmessung oder Messung durch den Arzt)
Hoher Blutdruck			
Leichte Hypertonie Grad 1	140–159	90–99	ärztliche Behandlung
Mittelschwere Hypertonie Grad 2	160–179	100–109	ärztliche Behandlung
Starke Hypertonie Grad 3	über 180	über 110	ärztliche Behandlung dringend empfohlen
Hypertensive Krise	über 230	über 130	medizinischer Notfall

NIEDRIGER BLUTDRUCK – HYPOTONIE

Ist der Blutdruck zu niedrig, fließt nicht genügend Blut in alle Teile des Körpers. Eine Hypotonie ist nicht immer harmlos, dahinter können auch Organerkrankungen stecken.

Ergibt die Blutdruckmessung bei Frauen einen Wert unter 100/60 mmHg und bei Männern unter 110/70 mmHg, gilt dies als niedriger Blutdruck. Oft sind davon junge, schlanke Frauen betroffen. Aber auch bei älteren Menschen kommt Hypotonie vor.

SYMPTOME ERKENNEN

Durch die Unterversorgung mit Blut im Gehirn kann sich eine Hypotonie mit kalten Händen oder Füßen, als Müdigkeit, Konzentrationsschwäche, Abgeschlagenheit oder depressive Verstimmung äußern. Besonders nach langem Stehen oder raschen Positionswechseln wie etwa schnellem Aufstehen kann daraus Schwindel oder Bewusstlosigkeit resultieren. Senioren riskieren dadurch Stürze mit komplizierten Knochenbrüchen, da sie häufig auch an Osteoporose leiden.

URSACHEN HERAUSFINDEN

Wenngleich Menschen mit niedrigem Blutdruck tendenziell eine höhere Lebenserwartung als solche mit leicht erhöhten Werten haben, sollte ein Arzt nach der Ursache forschen. Primär kommen eine erbliche Veranlagung sowie Medikamente (Diuretika, Betablocker, Antihistaminika, Zytostatika), starker Flüssigkeitsverlust oder Salzmangel und als sekundäre Ursache organische Gründe wie Herzmuskelschwäche oder eine Schilddrüsenunterfunktion infrage.

EIGENINITIATIVE IST GEFRAGT

Liegt keine Grunderkrankung vor, werden meist keine Arzneimittel verordnet. Doch die Beschwerden lassen sich lindern:

- Ehe Sie aufstehen, sollten Sie in der Luft Rad fahren. Die Kreisbewegungen bringen die Muskelpumpe auf Trab. Setzen Sie sich anschließend erst auf die Bettkante, bevor Sie sich hinstellen. Auch morgendliche Wechselduschen oder ein Rosmarinbad verbessern die Durchblutung. Bitte bei Herz- und Venenerkrankungen vorab den Arzt befragen.
- Bleiben Sie aktiv. Frische Luft und Ausdauersportarten wie etwa Wandern, Radfahren oder Skilanglauf erhöhen die Sauerstoffversorgung und den Blutdruck.
- Bei niedrigem Blutdruck dürfen Sie großzügiger mit dem Salzkonsum sein.

HYPERTENSIVE KRISE

Eine hypertensive Krise ist ein lebensbedrohlicher Zustand, der eine sofortige ärztliche Versorgung erfordert, um zu verhindern, dass sich daraus ein hypertensiver Notfall entwickelt.

HYPTERTENSIVE KRISE

Wenn es plötzlich zu einem sehr starken Anstieg des Blutdrucks kommt mit Werten um 230/130 mmHg und höher, kann das mit schweren Symptomen einhergehen. Häufig klagen Betroffene über plötzlich einsetzende Kopfschmerzen, Nasenbluten, Schwindel, Sehstörungen, Übelkeit und Erbrechen, Zittern am ganzen Körper, Engegefühl in der Brust, Atemnot oder Bewusstseinsstörungen. In seltenen Fällen verläuft der Anstieg jedoch auch symptomfrei. Nicht immer kann die Ursache einer hypertensiven Krise geklärt werden, häufig hat sie jedoch mit dem Vergessen oder Absetzen von Blutdruckmedikamenten bei gleichzeitigen Angstzuständen zu tun. Auch die Einnahme neuer Medikamente kann eine Rolle spielen.

SCHNELLE HILFE

Sollten Sie plötzlich eines der genannten Symptome bei sich feststellen, begeben Sie sich bitte umgehend in ärztliche Behandlung oder verständigen Sie den Rettungsdienst oder den ärztlichen Bereitschaftsdienst unter der Nummer 112 oder 116 117.

HYPTERTENSIVER NOTFALL

Kommt es aufgrund der hypertensiven Krise zu Organschädigungen, sprechen Mediziner von einem hypertensiven Notfall. Er ist eine lebensbedrohliche Situation, die eine sofortige Blutdrucksenkung erfordert, um das Fortschreiten von schweren Organschäden zu verhindern. In der Regel ist eine intensivmedizinische Überwachung erforderlich. Männer sind häufiger als Frauen davon betroffen. Mögliche Organschäden und Beschwerden sind unter anderen:

- Flüssigkeitsansammlungen in der Lunge (Lungenödem)
- akute Herzschwäche (Herzinsuffizienz)
- Angina pectoris (Brustenge, Herzenge)
- akutes Koronarsyndrom (Vorstufe eines Herzinfarktes) bis hin zu Herzinfarkt
- Aortendissektion (Aufspaltung der Wandschichten der Hauptschlagader)
- Ansteigen des Hirndrucks
- Einblutungen im Gehirn und als Folge Schlaganfall sowie Einblutungen in die Netzhaut des Auges
- hypertensive Nephropathie (Nierenfunktionseinschränkung)

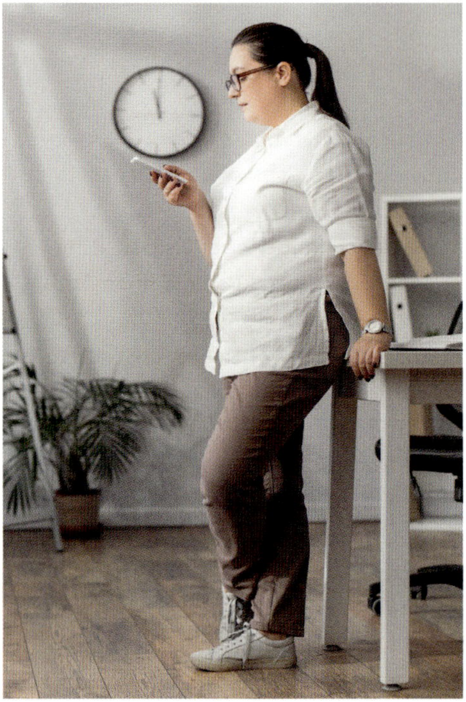

Schleichende Gefahr: Übergewicht, Bewegungsmangel und Stress fördern primären Bluthochdruck.

URSACHEN FÜR BLUTHOCHDRUCK

Der Begriff Bluthochdruck wird meist für eine arterielle Hypertonie verwendet. Hauptsächlich sind der primäre und sekundäre Hochdruck von Bedeutung. Vor allem das fatale Trio dauerhafter Stress, wenig Bewegung und ungesunde Ernährung wirken sich hier sehr ungünstig aus. Es gibt aber noch andere, seltenere Formen von Hypertonie wie zum Beispiel den Lungenhochdruck. Etwa ein Prozent der erwachsenen Bevölkerung weltweit leidet an Lungenhochdruck. Je nach Ursache ist eine Behandlung unumgänglich.

Primär oder sekundär?

Bei etwa 85 bis 90 Prozent aller Menschen entwickelt sich Bluthochdruck ohne organische Ursache. Dieser Hochdruck wird als primär (essenziell) bezeichnet. Bei der zweiten Form – der sekundären Hypertonie – spielen hingegen andere Erkrankungen für den Druckanstieg eine ursächliche Rolle.

PRIMÄRER HOCHDRUCK

Diese Form des Hochdrucks entwickelt sich oft schleichend über Jahre hinweg. Bekannt sind mehrere Faktoren, die die Entstehung begünstigen. Nicht alle, aber viele dieser Faktoren lassen sich gut beeinflussen, wodurch das Risiko für die Entstehung von primärem Bluthochdruck sinkt.

- **Genetische Veranlagung**. Ungesunder Lebensstil ist es nicht allein! Bluthochdruck hat auch eine erbliche Komponente. Wissenschaftler der Universität London fanden mehr als 100 Genvarianten, die den Blutdruck beeinflussen. Eine Veranlagung ist jedoch kein Schicksal, sie ist lediglich die Achillessehne, die ein besonderes Augenmerk erfordert.
- **Übergewicht**. Viel Fett, viel Zucker und eine erhöhte Kalorienzufuhr: Rund 60 Prozent aller Hypertoniker sind übergewichtig. Bei einem Body-Mass-Index (BMI) von

über 25 (**siehe Seite 95**) und Fettdepots im Bauchbereich erhöht sich sowohl das Risiko für einen hohen Blutfettspiegel als auch für eine Blutdrucksteigerung. Hierbei kommt der Fettverteilung eine große Bedeutung zu. Gerade die Fettzellen im Bauch haben es in sich. Sie bilden Botenstoffe, durch die sich die Blutgefäße zusammenziehen. Und das erhöht den Blutdruck. Mit wachsendem Bauchumfang steigt somit also auch das Risiko für Herz-Kreislauf-Erkrankungen.

- **Hoher Salzkonsum**. Vor allem industriell gefertigte Nahrungsmittel enthalten viel Kochsalz. Wenn Sie zu den salzempfindlichen Menschen gehören, profitieren Sie von weniger Salzkonsum (**siehe Seite 89**). Doch auch für alle anderen gilt: Achten Sie Ihrer Gesundheit zuliebe stets auf eine ausgewogene und gesunde Ernährung und verringern Sie die Salzzufuhr zugunsten von Kräutern und Gewürzen.
- **Wenig Bewegung und Sport**. Wenn die Muskulatur nicht gefordert wird, bildet sie sich zurück. Glücklicherweise lässt sich Muskelschwund durch regelmäßige Bewegung rückgängig machen, sodass wieder mehr Fette abgebaut und Zucker verbrannt werden können.
- **Hoher Konsum von Genussmitteln und Drogen**. Während Kaffee in Maßen genossen einen geringen Blutdruckanstieg bewirkt, kann durch chronisch hohen Alkoholkonsum hoher Blutdruck entstehen. Alkohol aktiviert das vegetative Nervensystem, dadurch schlägt das Herz schneller und pumpt mehr Blut in die Arterien. Zudem erleiden Leber und Gehirn Schäden. Rauchen ist wie Drogenkonsum Gift für die Gefäße. Der Sauerstoffgehalt im Blut ist bei Rauchern geringer als bei Nichtrauchern und führt durch die hohe Anzahl freier Radikale zu Arterienverkalkung. Also: Weg mit der Kippe!
- **Hohes Lebensalter**. Offenbar besteht auch ein Zusammenhang zwischen Hypertonie und dem Lebensalter. Bei Frauen treten dauerhafter Bluthochdruck wie auch Blutdruckschwankungen mit dem Ende der fruchtbaren Jahre gehäuft auf, bei Männern nach dem 55. Lebensjahr.
- **Diabetes und Fettstoffwechselstörungen.** Menschen, die unter Diabetes oder Fettstoffwechselstörungen leiden, haben ebenfalls ein erhöhtes Risiko, Bluthochdruck zu entwickeln (**siehe Seite 22**).
- **Dauerhafter Stress.** Ärger, Überforderung, Mobbing, Schichtdienst, Ängste, Panik oder Schlafmangel erhöhen den Spiegel der Stresshormone wie etwa den Cortisolspiegel. Das bewirkt, dass sich die Muskulatur in den Blutgefäßen zusammenzieht, dadurch der Gefäßwiderstand zunimmt und der Blutdruck ansteigt.
- **Umgebungsbelastungen.** Auch Lärm (Straßenlärm und Fluglärm) und extreme Kälte sind Faktoren, die bei der Entstehung von Bluthochdruck eine Rolle spielen.

SEKUNDÄRER HOCHDRUCK

Die Ursachen der sekundären Hypertonie sind vor allem andere Erkrankungen. Durch die Behandlung der Grunderkrankung kann oftmals auch der Blutdruck gesenkt werden.

- **Chronische Nierenerkrankungen** wie eine chronische Glomerulonephritis oder Zystennieren, aber auch Gefäßverengungen insbesondere der Nierenarterien (Nierenarterienstenose) oder eine angeborene Verengung der Hauptschlagader (Aortenisthmusstenose) können Auslöser eines sekundären Bluthochdrucks sein.
- **Tumoren** der Nebennieren können eine autonome Überproduktion des Hormons Aldosteron verursachen. Mediziner sprechen vom primären Hyperaldosteronismus oder Conn-Syndrom. Zu den Tumoren der Nebenniere zählt auch das Phäochromozytom, eine meist gutartige Geschwulst des Nebennierenmarks, die vermehrt zur Bildung der blutdrucksteigernden Stresshormone Adrenalin und Noradrenalin führt.
- **Medikamente** kommen als Ursache ebenfalls infrage. Verhütungsmittel, hohe Kortisongaben, Rheuma- und Krebsmedikamente können den Blutdruck erhöhen. Das gilt auch für frei verkäufliche Präparate, die gegen Schmerzen und Fieber vor allem in der Erkältungszeit eingenommen und als nichtsteroidale Antirheumatika (NSAR) bezeichnet werden. Dazu zählen Ibuprofen, Diclofenac, Paracetamol und Nasensprays mit gefäßverengenden Eigenschaften.
- Das **Schlafapnoe-Syndrom** ist eine der häufigsten Ursachen für sekundäre Hypertonie. Schlafapnoe bedeutet übersetzt »Atemstillstand im Schlaf«. Die Atemwege der Betroffenen sind so verengt, dass die Atmung deutlich erschwert wird oder sogar für einige Sekunden aussetzt. Durch das spontane Wiedereinsetzen der Atmung entstehen nicht nur laute Atemgeräusche, das bekannte Schnarchen und durch die damit

Wer denkt schon daran? Auch scheinbar harmlose Medikamente können den Blutdruck beeinflussen.

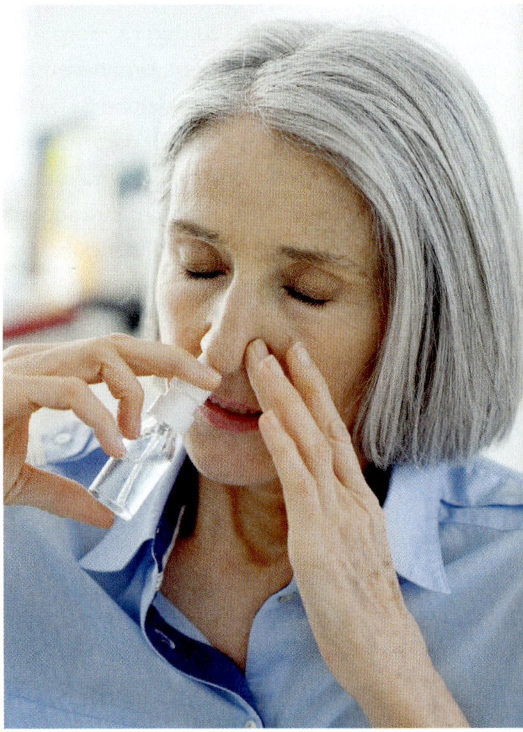

verbundene Weckreaktion auch ein Anstieg von Stresshormonen, es kommt auch zu einem Abfall der Sauerstoffkonzentration im Blut, was wiederum den Blutdruck steigen lässt. Ab dem 65. Lebensjahr sind bis zu 50 Prozent aller Menschen davon betroffen, Männer mehr als Frauen. Schlafapnoe wird durch mobiles Monitoring oder im Schlaflabor diagnostiziert.

- **Hormonstörungen** wie eine Schilddrüsenüberfunktion (Hyperthyreose) treten häufig im Zusammenhang mit Bluthochdruck auf. Hier führt eine medikamentöse Behandlung der Schilddrüse zum Sinken des Blutdrucks. Auch Tumoren in der Hirnanhangdrüse und eine dadurch hervorgerufene Ausschüttung von Wachstumshormonen (Akromegalie) gehören zu den hormonbedingten Ursachen für sekundären Bluthochdruck. Nicht selten kommt es auch bei Frauen in den Wechseljahren zu belastenden Blutdruckschwankungen.

EINFLUSS HORMONELLER VERHÜTUNG

Künstliche Hormone, wie sie in der Antibabypille, Dreimonatsspritzen, Verhütungspflastern oder Hormonspiralen enthalten sind, erhöhen das Risiko, Bluthochdruck zu entwickeln. Kommen im Alltag der Frau noch Stress, Übergewicht und Rauchen zur hormonellen Verhütung hinzu, steigt das Risiko für Herz-Kreislauf-Erkrankungen um ein Vielfaches. Frauen, die synthetische Hormone einnehmen, sollten deshalb regelmäßig den Blutdruck kontrollieren lassen.

SCHWANGERSCHAFTSHOCHDRUCK: KEIN KINDERSPIEL

Bluthochdruck während der Schwangerschaft ist mit hohen Risiken für Mutter und Kind verbunden. Bei der Mutter kommt es vermehrt zu schweren Komplikationen wie Plazentaablösung, Gerinnungsstörungen, Durchblutungsstörungen im Gehirn oder sogar Organversagen. Beim Ungeborenen kann durch die Minderversorgung der Plazenta das Wachstum verzögert sein, im ungünstigsten Fall kann das Kind sogar sterben. Schwangerschaftsspezifische Hochdruckerkrankungen verursachen etwa ein Drittel aller mütterlichen und kindlichen Todesfälle und gehören deshalb zwingend in ärztliche Behandlung. Diese Hochdruckform kann sowohl erstmals bei zuvor normalen Werten entstehen als auch auf zuvor bestehende Erkrankungen zurückgehen. Kommt es nach der 20. Schwangerschaftswoche zu Bluthochdruck, vermehrter Eiweißausscheidung über die Niere (mehr als 3 g pro Tag) und zu Wassereinlagerungen, sprechen Mediziner von einer Präeklampsie, bei zusätzlichen Krampfanfällen von einer Eklampsie. Beide Formen erfordern in der Regel eine vorzeitige Entbindung.

FATALE KOMBINATION: HOCHDRUCK, HOHE BLUTFETTWERTE UND DIABETES

Bei einer sogenannten Hyperlipidämie liegen die Werte von Cholesterin und Triglyzeriden über den Normalwerten. Cholesterin wird dabei als Gesamt-Cholesterin, HDL- und LDL-Cholesterin gemessen.

STILLE KILLER

Das Trio Bluthochdruck, Diabetes und hohe Blutfettwerte ist eine nicht zu unterschätzende Gefahr für das Herz-Kreislauf-System. Übergewicht, falsche Ernährung und Bewegungsmangel begünstigen das Entstehen dieser folgeschweren Erkrankungen. Fatalerweise bereiten weder Bluthochdruck, Diabetes noch hohe Blutfettwerte zunächst Beschwerden. Unerkannt und unbehandelt können dadurch jedoch schwerwiegende Folgen entstehen, weshalb diese Erkrankungen auch als »stille Killer« bezeichnet werden.

Die Folgeerkrankungen können Herzinfarkt, Schlaganfall oder plötzlicher Herztod sein. Bei frühzeitiger Diagnose, guter, individuell angepasster Medikation (optimal ist oftmals die Kombination schulmedizinischer und naturheilkundlicher Präparate) und einer konsequenten Änderung des Lebensstils mit ausgewogener Ernährung und regelmäßiger körperlicher Aktivität lassen sich diese Erkrankungen jedoch gut beeinflussen. Und damit wird dann auch die Lebenserwartung deutlich verbessert.

HOHE BLUTFETTWERTE

Erhöhte Blutfettwerte werden auch Hyperlipidämie genannt, dabei liegen die Werte von Cholesterin und/oder Triglyzeriden über den Normalwerten. Beide Stoffgruppen benötigt der Körper zum Leben. Sie sind in der Nahrung enthalten oder können von der Leber selbst hergestellt werden. Zum Gesundheitsrisiko werden sie erst, wenn zu viel davon im Blut schwimmt. Dann lagern sie sich an die Arterieninnenwand an und sind Risikofaktor für Herzinfarkt oder Schlaganfall.

HDL-Cholesterin (High Density Lipoprotein) ist ein kleines Lipoprotein (eine Kombination aus Fetten und Eiweißen mit hoher Dichte) und dient als Transportvehikel für fettlösliche Substanzen im Blut. Es sammelt überschüssiges Cholesterin aus den Körperzellen, transportiert es zur Leber und wird über die Galle ausgeschieden. Daher gilt HDL-Cholesterin als das »gute« Cholesterin.

LDL-Cholesterin (Low Density Lipoprotein), eine Eiweiß-Fett-Verbindung mit niedriger physikalischer Dichte, ist immer mit Cholesterin beladen und befördert Cholesterin von der Leber zu den Zellen. Wenn zu viel LDL-Cholesterin im Blut vorhanden ist, kann es sich an Arterienwänden ablagern. Darum gilt das LDL-Cholesterin als das »schlechte« Cholesterin.

Triglyzeride bilden den größten Anteil der Nahrungsfette. Sie dienen als Fettdepot und Energielieferant. Bei zu hohen Werten ist eine Ernährungsänderung weg von tierischen Fetten, hin zu pflanzlichen Ölen wichtig.

DIABETES MELLITUS

Jeder dritte Hypertoniker ist auch zuckerkrank! Von Diabetes sind allein in Deutschland mehr als sechs Millionen Menschen betroffen, die meisten vom Typ-2-Diabetes. Dabei reagieren die Körperzellen zunehmend unempfindlich auf das Hormon Insulin, welches die Aufnahme von Traubenzucker (Glukose) ermöglicht. Zucker dient den Zellen zur Energiegewinnung. Kommt zu wenig davon in den Zellen an, entsteht ein Energiemangel. In der Folge entwickeln Patienten zunächst unspezifische Symptome wie Müdigkeit, Abgeschlagenheit, Kraftlosigkeit und Konzentrationsschwäche. Bei der Entwicklung von Diabetes wirken viele Ursachen zusammen. Gene und Lifestyle, Über- und Fehlernährung, Bewegungsmangel, häufig auch eine kranke Darmflora sind wesentliche Faktoren. Ferner stehen akute und chronische Entzündungen wie auch Medikamente wie Antidepressiva oder Kortikosteroide in Verdacht, die Ausprägung einer Insulinresistenz zu verstärken. Schreitet diese fort, mündet das häufig in das sogenannte metabolische Syndrom, das mit einer Häufung von Risikofaktoren für Herz-Gefäß-Erkrankungen einhergeht. Wesentliche Kennzeichen des metabolischen Syndroms sind ein vergrößerter Bauchumfang, ein dauerhaft erhöhter Blutzuckerspiegel, ein gestörter Fettstoffwechsel sowie Bluthochdruck.

Diabetiker sollten besonders niedrige Blutdruckwerte anstreben: 140/80 mmHg beim Arzt und etwa 130/75 mmHg zu Hause. Die gemessenen Werte beim Arzt oder Apotheker sind oft höher als zu Hause, denn die Kontrolle ist für viele Menschen eine Stresssituation (**siehe Seite 34**).

Diabetiker leiden häufig unter Bluthochdruck. Dabei sollten gerade sie besonders niedrige Werte anstreben.

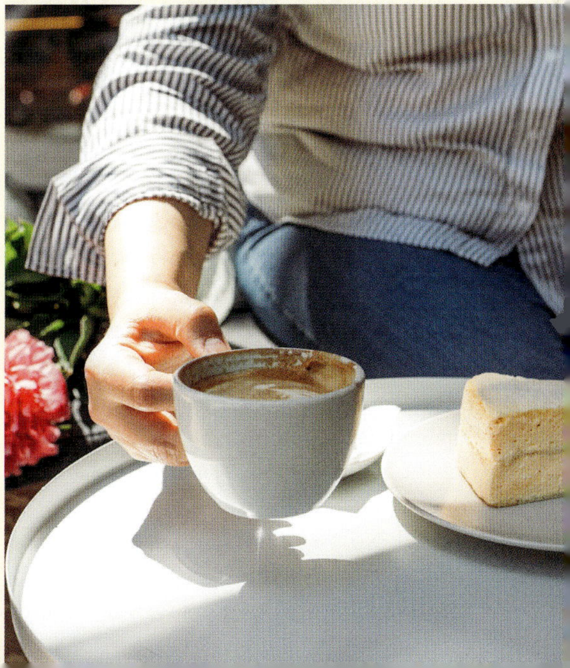

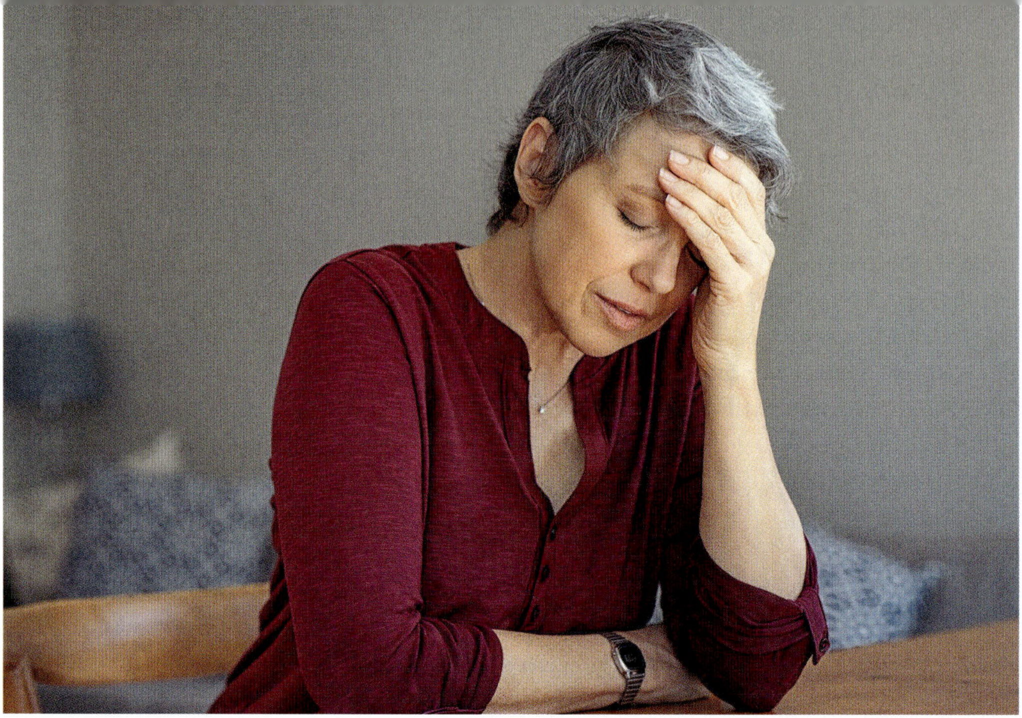

SYMPTOME UND FOLGEN DES HOCHDRUCKS

Oft entwickelt sich Bluthochdruck erst am Übergang zur zweiten Lebenshälfte, weshalb auftretende Signale häufig dem Altern zugeschrieben werden. Auch lange Zeit fehlende oder geringe Beschwerden sind ein wesentlicher Grund, dass Bluthochdruck oft erst spät erkannt wird. Egal ob Frau oder Mann – es ist wichtig, Bluthochdrucksymptome nicht zu übersehen, um schwerwiegenden Folgen wie Herzinfarkt oder Schlaganfall vorzubeugen. Die Stärke und die Art der Symptome lassen nicht darauf schließen, wie fortgeschritten die Erkrankung bereits ist. So sollten auch schon kleine Anzeichen ernstgenommen und ärztlich abgeklärt werden, denn Bluthochdruck kann sowohl mit schulmedizinischen als auch naturheilkundlichen Maßnahmen behandelt werden – je früher, desto besser.

BLUTHOCHDRUCK – WIE FÜHLT SICH DAS AN?

Die oft unspezifischen Symptome können zwar mehrere Krankheitsursachen haben, dennoch gibt es einige Anzeichen dafür, dass auch der Druck in Ihren Gefäßen zu hoch ist. Die folgende Liste der Symptome habe ich alphabetisch angeordnet. Bitte beachten Sie, dass nicht nur körperliche, sondern auch psychische Faktoren wie etwa Ängste (**siehe Weißkitteleffekt, Seite 34**) Bluthochdruck erzeugen können. Wie Sie im Zusammenhang mit Bluthochdruck stehende Beschwerden naturheilkundlich behandeln können, zeige ich Ihnen im Kapitel »Beschwerden? Das hilft!« ab **Seite 104**.

Erektionsstörungen

Bluthochdruck schädigt alle Gefäße – auch die feinen Arterien der Schwellkörper am Penis. Durch die Gefäßverengung verringert sich die Blutzufuhr in die Schwellkörper und der Penis kann trotz sexueller Lust nicht mehr richtig steif werden oder erschlafft nach kurzer Zeit wieder. Potenzprobleme können für den Mann sehr belastend sein.

Herzrasen, Herzrhythmusstörungen

Wenn das Herz scheinbar grundlos ungewöhnlich schnell schlägt, kann das sehr bedrohlich wirken. Mediziner sprechen von einer Tachykardie (Herzrasen), wenn das Herz häufiger als 100 Mal pro Minute schlägt. Die Ursachen sind vielfältig. Bei betagten Menschen liegt am häufigsten eine Rhythmusstörung zugrunde – das Vorhofflimmern (**siehe Seite 29**). Es entsteht oft durch langjährigen Bluthochdruck. Dadurch bilden sich leicht Blutgerinnsel (Thromben), die einen Schlaganfall auslösen können.

Kopfschmerzen

Unsere innere Uhr sieht nachts einen Blutdruckabfall und morgens einen Anstieg (**siehe Seite 13**) vor. Menschen mit Bluthochdruck erwachen mitunter mit Kopfschmerzen als Folge eines nächtlich hohen Blutdrucks. Diese werden vor allem am Hinterkopf oder als Klopfen an den Schläfen wahrgenommen und verschwinden im Laufe des Tages meist wieder von allein. Sie können jedoch auch anhalten. Die sogenannte Morgenhypertonie kann zu gefährlichen Blutdruckspitzen führen. Dadurch erhöht sich bei Bluthochdruckpatienten das Risiko für Herzinfarkt oder Hirnblutungen in den Morgenstunden.

Kurzatmigkeit

Kurzatmigkeit wird von vielen Bluthochdruckpatienten als sich schleichend entwickelnder Prozess beschrieben. Das Treppensteigen führt zunehmend zu Atemnot, die bekannte und bislang mühelos gemeisterte Wanderstrecke wird immer mehr zum Kraftakt. Ein hoher Druck in den Gefäßen bedeutet auch eine erhöhte Pumpleistung des Herzmuskels. Durch die höhere Beanspruchung verdickt sich dieser zunächst, später verliert er an

Elastizität und versteift allmählich, indem er mehr Bindegewebe einlagert. Wenn dann in der Umgebung des Herzens noch Arterien eingeengt sind, ist die Sauerstoffversorgung des Herzens nicht mehr gewährleistet und es kommt zur Kurzatmigkeit.

Nasenbluten

Bluthochdruck ist die häufigste Ursache für scheinbar unbegründetes Nasenbluten im fortgeschrittenen Alter. Die Schleimhaut in der Nase ist wie alle anderen Schleimhäute stark durchblutet. Das feingesponnene Netz von Gefäßen ist sehr empfindlich und kann bei gesteigertem Blutdruck schnell einreißen.

Wenn Hochdruck sichtbar wird ... Auch Rötungen im Gesicht können ein Hinweis auf Hypertonie sein.

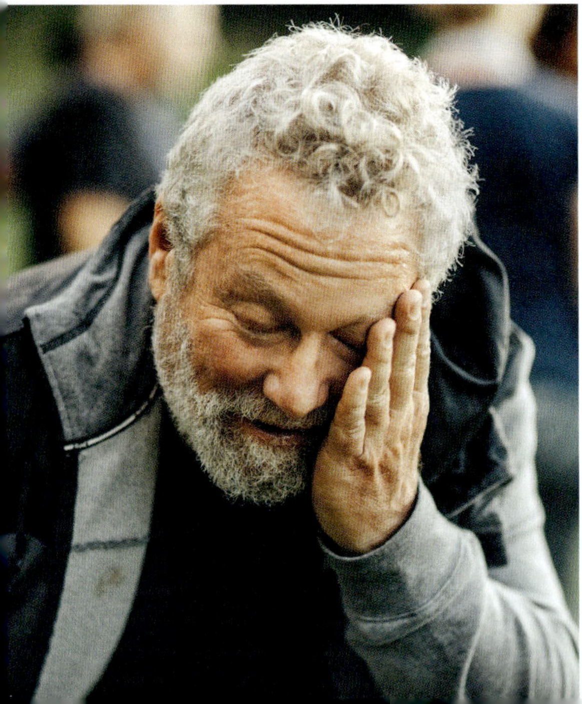

Nervosität, Reizbarkeit

Wegen Kleinigkeiten schnell durch die Decke fahren und öfter schlecht gelaunt? Auch solche Stimmungen können mit Bluthochdruck in Zusammenhang stehen. Innere Unruhe und Nervosität sind Stresssymptome. Ein ständig überaktives Nervensystem löst einen Zustand von innerer Anspannung aus. Bestimmte Stresshormone wie Cortisol führen dazu, dass sich Blutgefäße verengen und der Blutdruck entsprechend steigt.

Roter Kopf

Eine länger anhaltend rote Gesichtsfarbe und das Gefühl, innerlich zu glühen, können Ausdruck eines chronisch erhöhen Bluthochdrucks sein und sollten deshalb untersucht werden. Manchmal sieht man auch rote Äderchen (Couperose) im Gesicht. Hingegen ist ein plötzlich stark gerötetes Gesicht begleitet von Schwindel, Übelkeit oder Luftnot ein Anzeichen für eine hypertensive Krise (**siehe Seite 17**), die einer sofortigen Behandlung, gegebenenfalls auch einer Behandlung durch den Notarzt bedarf.

Schlafstörungen

Sowohl Ein- als auch Durchschlafstörungen sind oft die Folge einer fehlenden Blutdrucknachtabsenkung. Nur innere Ruhe sorgt dafür, dass der Mensch erholt schlafen kann. Auch weitere Grunderkrankungen wie das Restless-Legs-Syndrom oder Atemaussetzer in der Nacht (**Schlafapnoe-Syndrom, siehe**

Seite 20) sorgen dafür, dass der nächtliche Druckabfall ausbleibt. Hinzu kommt, dass eine regelmäßig verkürzte Schlafdauer von weniger als sechs Stunden das Risiko für Bluthochdruck um 60 Prozent erhöht.

Schweißausbrüche

Schwitzen gehört zu den auffälligsten Symptomen bei Hochdruck. Oft leiden Betroffene unter starker Schweißbildung an Händen, Füßen und Achseln. Das Schwitzen zeigt sich tagsüber trotz geringer Anstrengung und im Schlaf in Form von Nachtschweiß.

Schwindelgefühl und Ohrensausen

Bei Ohrensausen hören Sie quasi, wie das Blut durch Ihre Adern fließt. Ursache können Gefäßverengungen insbesondere in Ohrennähe sein, gegen die das Herz mit erhöhtem Druck anschlägt. In der Folge erzeugt der Blutfluss einen Schall, der als Rauschen oder Pulsieren wahrgenommen wird. Da Bluthochdruck auch den Gleichgewichtssinn beeinflusst, kann das zu Schwindel führen.
Jedoch kann Schwindel auch durch einen zu niedrigen Blutdruck (**siehe Seite 16**) bedingt sein oder als Nebenwirkung blutdrucksenkender Medikamente auftreten (**siehe Seite 40**).

Sehstörungen

Zunehmende Sehschwäche und Netzhautschäden sind Spätsymptome von Bluthochdruck oder akut zu hohem Blutdruck. Die hypertensive Retinopathie ist eine Schädigung der arteriellen Gefäße der Netzhaut (Retina), die durch den hohen Druck ihre Form verändern. Diese können dann Aussackungen bilden, sich vermehrt schlängeln oder sich sogar ganz verschließen. Ablagerungen in den Gefäßen führen zu einer gestörten Versorgung mit Nährstoffen oder zu Blutungen in der Netzhaut.

Übelkeit und Erbrechen

Die Kombination von Übelkeit und Erbrechen kann ein Symptom eines fortgeschrittenen Bluthochdrucks sein. Sie kann auch auf einen sprunghaften Anstieg, wie er bei einer hypertensiven Krise (**siehe Seite 17**) oder einem hypertensiven Notfall vorkommt, hinweisen.

ORGANSCHÄDEN

Dauerhaft erhöhter Blutdruck kann zu schweren Organschäden führen. Handeln Sie also rechtzeitig, um Folgeerkrankungen wie Arteriosklerose, Herzinfarkt, Schäden an den Nieren und den Augen oder einen Schlaganfall zu verhindern.

Verkalkte Gefäße

Bluthochdruck ist ein wesentlicher Risikofaktor für Arterienverkalkung (Arteriosklerose). Durch den permanent hohen Druck in den Blutgefäßen wirkt mehr Kraft auf die Arterien ein. Dies kann zu Schäden an der inneren Schicht der Blutgefäße (Intima) führen und die sonst glatte Gefäßwand wird rau.

DRUCK AUF DIE ORGANE

Folgeerkrankungen zu vermeiden, ist das wichtigste Ziel der Bluthochdrucktherapie! Denn Hypertonie kann auf Dauer mehrere Organe schädigen. Am häufigsten leiden die Gefäße (insbesondere die Herzkranzgefäße), das Herz, das Gehirn, die Augen und die Nieren unter Bluthochdruck. Schwerwiegende Folgen sind:

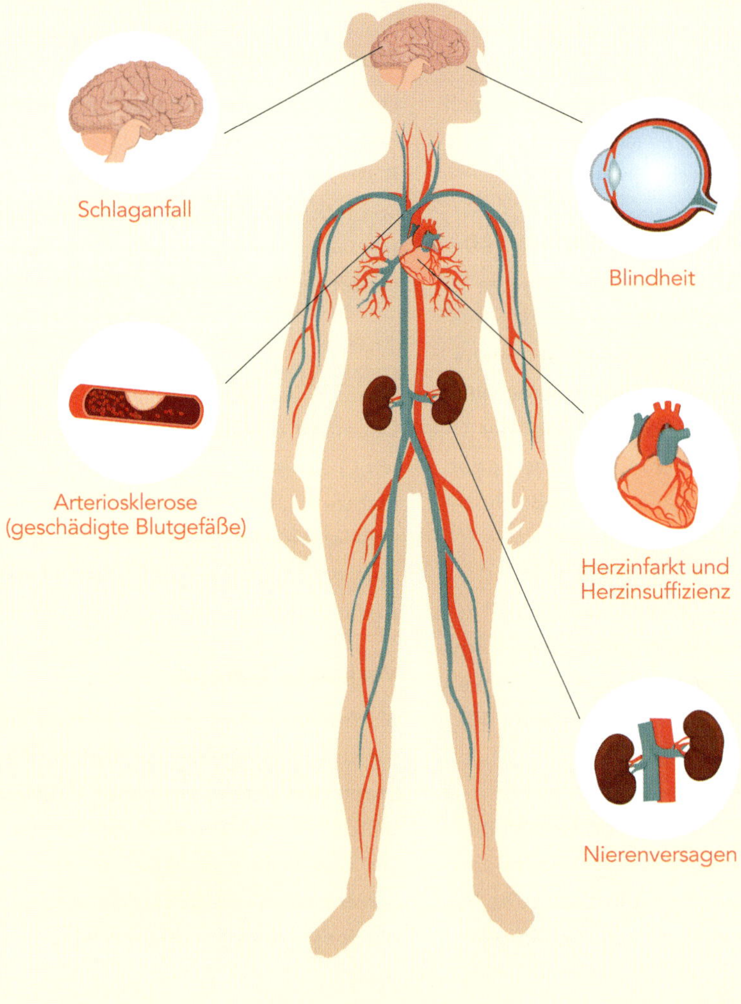

Im Blut zirkulierende Stoffe wie Cholesterin und Kalksalze können sich dann leicht an der Intima ablagern. Diese gefährlichen Ablagerungen bezeichnen Mediziner als Plaques. Sie verändern die Beschaffenheit der Gefäße, lassen diese verhärten und verengen. Zudem verlieren die Gefäße die Fähigkeit, bei hohem Druck Regulationsmechanismen (**siehe Seite 12**) in Gang zu setzen.
Verengte Gefäße in den Beinen können beispielsweise zur sogenannten peripheren arteriellen Verschlusskrankheit führen. Schmerzen beim Gehen zwingen die Betroffenen zum Stehenbleiben – daher werden diese Beschwerden auch Schaufensterkrankheit genannt. Besonders fatal kann sich ein ständig hoher Druck auf die Hauptschlagader (Aorta) auswirken. Es können spindel- oder ballonartige Aussackungen entstehen. Sie werden als Aortenaneurysmen bezeichnet. Reißt das Gefäß infolge des hohen Drucks, können Betroffene innerhalb kurzer Zeit innerlich verbluten. Durch Arteriosklerose verengte Herzkranzgefäße sind ein erheblicher Risikofaktor für die koronare Herzkrankheit (KHK), bei der das Herz nicht ausreichend versorgt wird. Blutgefäße und Herzfunktion sind also eng miteinander verknüpft.

Überfordertes Herz

Bei lange andauernder Hypertonie leidet besonders der Herzmuskel unter dem ständig erhöhten Druck, da er mit großem Kraftaufwand das Blut durch die Arterien pumpen muss. Das Herz lagert, wie jeder andere stark beanspruchte Muskel auch, mehr Muskelmasse ein und die Herzwand verdickt sich. Die dauerhaft erhöhte Pumpleistung führt zu Überlastung und schließlich zu einer Herzmuskelschwäche – medizinisch: Herzinsuffizienz. Bei körperlicher Anstrengung macht sich das durch Kurzatmigkeit und Luftnot (**siehe Seite 25**) bemerkbar.
Die bereits erwähnte koronare Herzkrankheit (KHK) ist die Folge einer Unterversorgung der Herzkranzgefäße mit Blut, Sauerstoff und Nährstoffen. Dadurch kommt es entweder zu einer gestörten Reizleitung am Herzen mit Rhythmusstörungen und Vorhofflimmern (**siehe Seite 29**) oder zu Schmerzen im Brustbereich. Die schmerzhafte Herzenge wird als Angina pectoris bezeichnet. Ein vollständiger Gefäßverschluss führt zum Herzinfarkt mit lebensbedrohlichen Folgen.

Blutungen im Gehirn

Das Gehirn reagiert sehr empfindlich auf erhöhten Blutdruck. Durch verengte Blutgefäße kommt es zu Durchblutungsstörungen und zu Beeinträchtigungen der Gehirnfunktion mit Konzentrationsstörungen. Gefährliche Folgen sind jedoch das Platzen von Gefäßen (Gehirnblutung) oder der komplette Verschluss eines Gehirngefäßes, was als Schlaganfall bezeichnet wird. Je nachdem welches Hirnareal betroffen ist, kommt es zu halbseitigen Lähmungserscheinungen, plötzlichen Seh- und Sprachstörungen, Schwindel oder Gang-

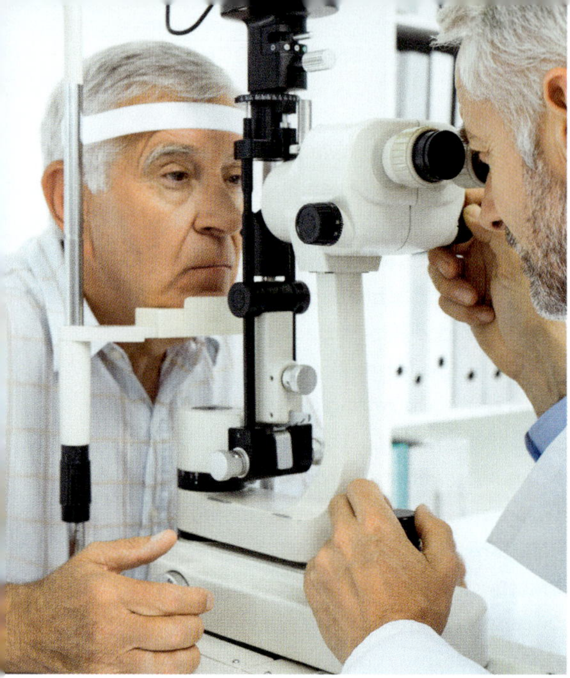

Die Sehkraft im Blick behalten: Im schlimmsten Fall kann Bluthochdruck bis zur Erblindung führen.

störungen. Schlaganfälle wie auch Herzinfarkte müssen so schnell wie möglich ärztlich behandelt werden! Bei schweren Formen zählt jede Sekunde.

Schlecht durchblutete Augen

Hoher Blutdruck hat Auswirkungen auf die Gefäße im ganzen Körper. Im Auge kommt es langfristig zu einer schlechteren Durchblutung kleiner Gefäße. Durch den hohen Druck können in der Netzhaut Blutungen oder Flüssigkeitsansammlungen (Ödeme) mit Schwellungen entstehen. Da der Augenhintergrund die einzige Stelle am Körper ist, an der die Gefäße direkt begutachtet werden können, ist die Spiegelung des Augenhintergrundes eine Früherkennungsmaßnahme für drohende Schäden an Augen und Gehirn, hervorgerufen durch Bluthochdruck. Diese spezielle Untersuchung führt der Augenarzt durch.
Eine regelmäßige Kontrolle ist sinnvoll, da im schlimmsten Fall Gefäßverschlüsse entstehen, die bis zur Erblindung führen können.

Zerstörte Nieren

Bluthochdruck und Nierenschwäche gehen oft Hand in Hand. Es besteht eine wechselseitige Beziehung. Das heißt, die Nieren können einerseits einen hohen Blutdruck verursachen, häufiger werden allerdings Gefäße in den Nieren durch den hohen Druck geschädigt. Die Nieren können beispielsweise dann Ursache für Bluthochdruck sein, wenn sie durch Zuckerkrankheit (**siehe Seite 23**) oder Zysten geschädigt sind und infolgedessen die nervalen (über Nerven) sowie die hormonellen Regelkreise nicht mehr gut funktionieren und vermehrt blutdrucksteigernde Hormone ausschütten.
Häufiger sind die Nieren jedoch durch Arteriosklerose geschädigt. Wenn die kleinsten Äderchen im Filtersystem der Nieren verhärten oder porös werden, kann das die Nierenfunktion schwächen. Im späteren Stadium beeinflusst eine Verkalkung der Gefäße auch die größeren Nierenarterien. Somit ist der Weg für eine chronische Niereninsuffizienz geebnet. Bluthochdruck gilt als eine häufige Ursache für Nierenversagen.

DIAGNOSE BLUTHOCHDRUCK: WAS DARF ICH, WAS NICHT?

Wenn bei Ihnen Bluthochdruck diagnostiziert wurde, stellen sich viele Fragen: Gibt es Einschränkungen im Alltag? Und wenn ja, welche sind das?

KANN ICH UNBESORGT KAFFEE TRINKEN?

Kaffee und teinhaltige Teesorten wie zum Beispiel Schwarztee lassen den Blutdruck nur kurzfristig ansteigen. Zwei bis drei Tassen Kaffee stellen nach Ansicht von Experten im Normalfall kein Problem dar. Wenn Sie regelmäßig Kaffee trinken, fällt der Blutdruckanstieg geringer aus als bei Menschen, die nur ab und zu eine Tasse davon genießen. Bei ihnen kann der Blutdruck kurzfristig um bis zu 20 mmHg in die Höhe schnellen.

EIN GLÄSCHEN IN EHREN?

Alkohol treibt den Puls und den Blutdruck in die Höhe. Regelmäßiger Konsum hochprozentiger Getränke ist nichts bei Bluthochdruck. Ab etwa 25–30 g Alkohol (enthalten in einem halben Liter Bier plus einem Gläschen Sekt oder zwei bis drei Schnäpsen) pro Tag steigt der Blutdruck um etwa 7 mmgH systolisch an. Die genauen Gründe dafür sind noch nicht geklärt. Doch scheint der Sympathikus (Stressnerv) eine Rolle dabei zu spielen, da er unter Alkoholeinfluss vermehrt blutdrucksteigernde Hormone ausschüttet. Dagegen scheint der regelmäßige Genuss eines Gläschens Rotwein den Gefäßen sogar ganz gut zu tun. Bestimmte Stoffe in den Traubenkernen, sogenannte oligomere Procyanidine (OPC), haben nachweislich eine etwas gefäßerweiternde Wirkung.

DARF ICH SPORT TREIBEN?

Bei leichtem bis mittelschwerem Hochdruck wirkt sich moderater Sport günstig aus. Das bringt den Stoffwechsel in Schwung und baut Stress ab. Leichtes Joggen, ein flotter Spaziergang, Radfahren oder Schwimmen sind geeignet. Weniger empfehlenswert sind Kraftsportarten wie Gewichtheben, weil diese zu schnellen Blutdruckspitzen führen.

SOLL ICH NACH DEM SPORT IN DIE SAUNA GEHEN?

Durch die Wärme in der Sauna weiten sich die Gefäße und der Blutdruck sinkt. Allerdings verengen sie sich bei Kältereizen etwa durch kalte Wassergüsse wieder und der Blutdruck steigt. Um große Schwankungen zu vermeiden, sollten Sie niedrig temperierte Saunen den hochtemperierten vorziehen.

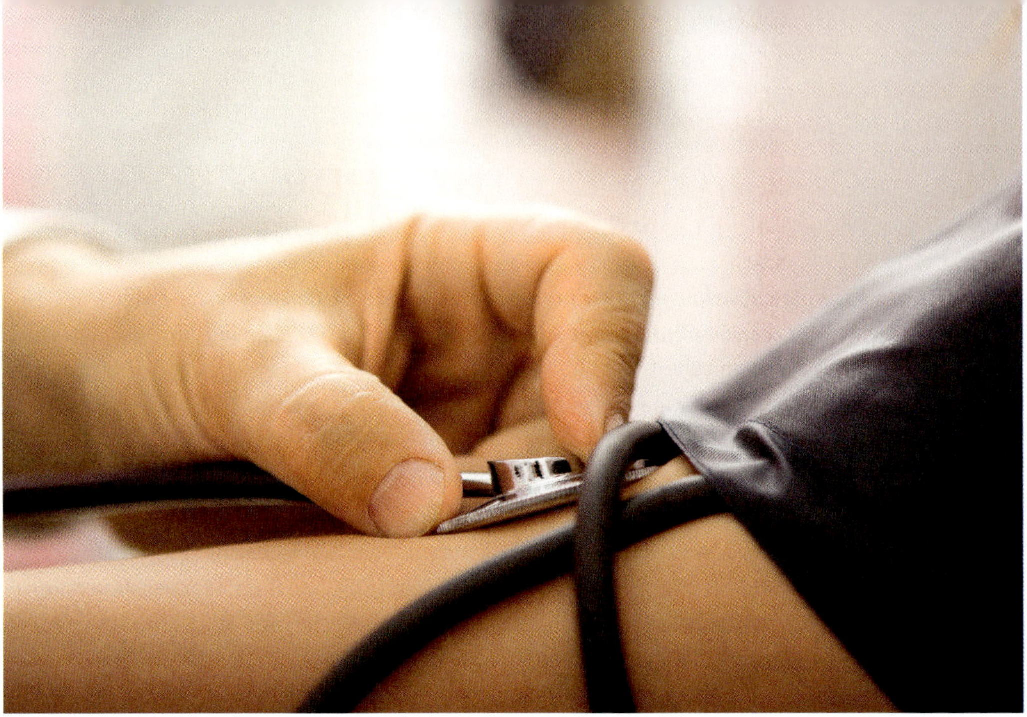

MESSUNG UND SCHULMEDIZINISCHE THERAPIE

Regelmäßige Blutdruckmessungen mit einem geeigneten Messgerät sind die Basis jeder Therapie. Heutzutage sind Selbstkontrollen üblich. Deshalb gehört ein verlässliches Blutdruckmessgerät bei Diagnose Bluthochdruck in den Haushalt. Die Messung ist schmerzfrei, risikolos und aussagekräftig. Hypertoniker, die ihren Blutdruck selbst messen, haben diesen meist besser im Griff als Patienten, bei denen nur der Arzt misst. Die Wirkung verschiedener Medikamente und auch den Erfolg Ihrer naturheilkundlichen Therapieanwendungen können Sie mit der Selbstmessung gut überprüfen. Doch egal ob zu Hause oder beim Arzt: Eine Blutdruckmessung macht nur dann Sinn, wenn die erhobenen Werte auch richtig sind. Deshalb gilt es bei der Messung einige Punkte zu beachten.

GRUNDLAGE JEDER BLUTDRUCKBEHANDLUNG

Während die ersten Blutdruckmessungen in der Medizingeschichte noch invasiv (heute finden invasive Messungen meist nur noch auf Intensivstationen statt) und blutig abliefen, schaffte 1896 der italienische Mediziner Scipione Riva-Rocci die Grundlage für das heutige Messverfahren. Bis heute wird Blutdruck nach den Initialen von Riva-Rocci mit RR abgekürzt. Riva-Rocci entwickelte eine Methode zur Messung des systolischen Werts mithilfe einer aufblasbaren Armmanschette in Verbindung mit einem Quecksilber-Messgerät. Obwohl es heutzutage keine quecksilberhaltigen Messgeräte mehr gibt, wird die Stärke des Blutdrucks in der Europäischen Union nach wie vor in der Maßeinheit Millimeter-Quecksilbersäule (kurz mmHg) angegeben, während sie international durch die Maßeinheit Pascal (kurz Pa) ersetzt wurde.
1 mmHg entspricht 133 Pa.
Entscheidend verbessert wurde das Messverfahren 1905 durch den russischen Arzt Nikolai Sergejewitsch Korotkow. Er hörte zusätzlich die Arterie mit einem Stethoskop ab und bemerkte pulssynchrone Strömungsgeräusche, die sogenannten Korotkow-Geräusche. Wird Druck aus der Pulsmanschette abgelassen, entspricht der Druck, bei dem die Strömungsgeräusche erstmalig hörbar sind, dem systolischen Blutdruck. Das vollständige Verschwinden der Strömungsgeräusche entspricht dem diastolischen Blutdruck.

Was bedeutet mein Messergebnis?

Nach der Messung Ihres Blutdrucks nennt der Arzt Ihnen zwei Zahlen. Das Ergebnis einer Messung sieht also zum Beispiel so aus: 135/85 mmHg. Der erste (systolische) Wert ist immer der höhere und entspricht der Pumpleistung der linken Herzkammer während der Anspannungs- und Auswurfphase. Der zweite Wert ist der diastolische Wert. Er ist immer niedriger als der erste Wert und bezeichnet den Blutdruck in den Arterien während der Erschlaffung des Herzmuskels, wenn dieser sich erneut mit Blut füllt.

SO MESSEN SIE RICHTIG

- Messen Sie den Blutdruck nach Möglichkeit täglich zu festen Zeiten. Wenn der Arzt keine anderen Empfehlungen gegeben hat, können Sie die erste Messung bereits morgens im Bett und vor Einnahme der Blutdruckmedikamente durchführen. So gibt es keine Beeinträchtigungen durch Stress oder körperliche Betätigung.
- Notieren Sie alle Werte in einem Blutdruckpass. Bei der Deutschen Herzstiftung (www.herzstiftung.de) können Sie einen Blutdruckpass kostenfrei anfordern. Oder nutzen Sie lieber die neuen digitalen Medien (zum Beispiel Apps wie »BlutdruckDaten«) statt eines Tagebuchs? Beide Methoden verschaffen Ihnen einen Überblick über den Verlauf der Werte. Veränderungen und Schwankungen sind so erkennbar.

WEISSKITTELEFFEKT

Zu Hause gemessene Blutdruckwerte sind oft genauer als die Werte aus der Arztpraxis, wie die Deutsche Herzstiftung herausgefunden hat. Oft fallen die Werte beim Arzt demnach etwas zu hoch aus. Allein die Gegenwart von Arzt oder Ärztin kann zu einem »isolierten Praxishochdruck« führen und die Werte um bis zu 20 Prozent verfälschen. Nervosität, Stress oder Angst können den Blutdruck in die Höhe treiben. Dadurch besteht die Gefahr, dass zu starke Blutdrucksenker verschrieben werden, die gefährliche Nebenwirkungen wie Schwindel und Ohnmacht auslösen können.

- Bei einer Messung am Oberarm sollten Sie keine einschnürende Kleidung am Arm tragen. Legen Sie die Manschette auf Herzhöhe an, denn der maximale Druck entsteht in den herznahen Arterien. Der untere Rand der Manschette sollte zwei Zentimeter über der Ellenbeuge sein. Bei einer Messstelle am Handgelenk sollten Sie das Handgelenk in Herzhöhe bringen, also zum Beispiel auf einen Tisch legen.
- Vor der Messung sollten Sie fünf bis zehn Minuten im Sitzen entspannen, um zur Ruhe zu kommen, sowie auf Rauchen, Alkohol und Koffein verzichten.
- Während der Messung sollten Sie sich möglichst nicht bewegen und nicht sprechen. Der Arm sollte locker liegen und leicht gebeugt sein.
- Sorgen Sie bei Folgemessungen für gleichbleibende Bedingungen. Verwenden Sie den gleichen Arm, denn Engstellen in einer der vorgeschalteten Arterien können unterschiedliche Werte (bis zu 25 mmHg) hervorbringen. Sollten Sie feststellen, dass die Werte an einem Arm stets höher sind, sollten Sie das mit Ihrem Arzt besprechen. Nehmen Sie stets die gleiche Position (sitzend, stehend oder liegend) ein.
- Zu Hause gemessene Werte sollten sich bei einem Wert von unter 135/85 mmHg einpendeln. Lassen Sie regelmäßige Kontrollmessungen in der Apotheke oder beim Hausarzt durchführen, um Ihre selbst gemessenen Werte zu verifizieren. Der Apotheker bietet die Messung oft als kostenlosen Service an oder verlangt eine kleine Schutzgebühr.

Messung am Oberarm

Egal ob beim Arzt oder zu Hause: Die Oberarmmanschette muss zum Durchmesser des Arms passen. Stimmt die Manschettengröße nicht, kommt es bei dicken Armen zu falschhohen, bei dünnen Armen zu falsch-niedrigen Werten. In der Arztpraxis gehört die Blutdruckmessung zu den Routineuntersuchungen. Die klassischen Messgeräte für den Oberarm bestehen aus einer Manschette, die um den Arm gelegt wird, einem Gummiball zum Aufpumpen und einem analogen Druckmesser. Zur Messung wird außerdem ein Stethoskop benötigt.

Messung am Handgelenk

Blutdruckmessgeräte für das Handgelenk sind kleiner, handlicher und daher auch gut für Reisen geeignet. Weitere Vorteile: Der Oberarm muss nicht von Kleidung befreit werden, die Standardmanschette passt auch bei stärkeren Handgelenken und die Messung ist generell schonender, da hier nur die Blutzufuhr im Handgelenk kurz blockiert wird. Jedoch sind Handgelenkmessgeräte nicht für alle Patientengruppen empfehlenswert: Sie eignen sich nicht für Menschen mit bekannter Arteriosklerose oder Herzrhythmusstörungen, für Diabetiker, Raucher oder generell ältere Menschen. Denn es besteht die Gefahr, dass die zarten Gefäße am Handgelenk bereits verengt oder versteift sind, was beim Messen zu Abweichungen in den Ergebnissen führen kann und eine präzise Ermittlung der Werte erschwert. Außerdem ist die Fehleranfälligkeit dieser Geräte etwas höher und sie sind auch meist etwas teurer in der Anschaffung. Die Testergebnisse der Stiftung Warentest können bei der Auswahl nützlich sein, und auch die Siegel der Deutschen Hochdruckliga sind ein guter Anhaltspunkt bei der Entscheidung für das richtige Gerät.

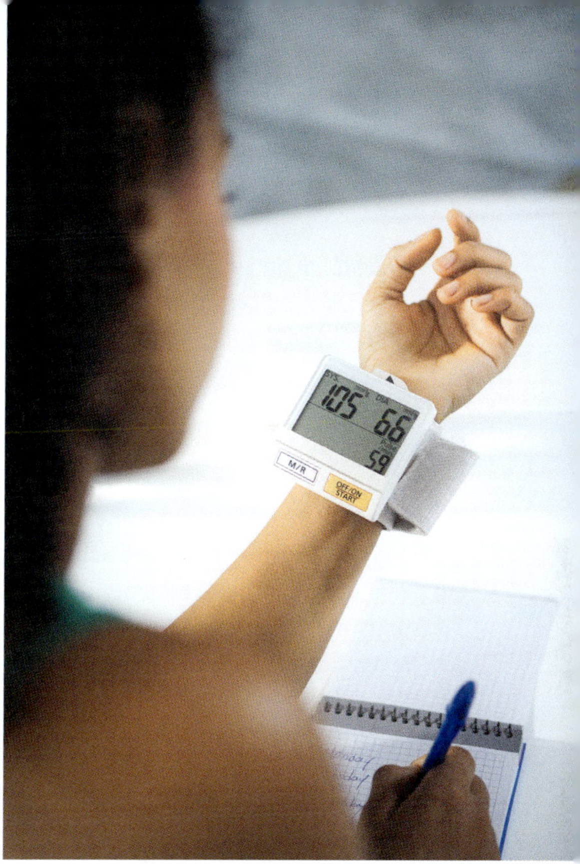

Handlich fürs Handgelenk. Aber Achtung: Diese Geräte sind nicht für jeden Patienten geeignet!

MESSGERÄT AUF REZEPT

Es gibt für zu Hause Geräte, die entweder am Oberarm oder am Handgelenk angebracht werden. Lassen Sie sich bei der Wahl des Gerätetyps von Ihrem Arzt beraten. Bei der Erstdiagnose von Bluthochdruck übernehmen die gesetzlichen Krankenkassen die Kosten für die Anschaffung eines Messgerätes.

MANSCHETTE ANLEGEN!

Egal, ob Sie am Handgelenk oder am Oberarm messen – es gibt einige Punkte, die Sie beachten müssen, um keine falschen Ergebnisse zu bekommen. So erfassen Sie Ihre Werte richtig, wenn Sie den Blutdruck zu Hause selbst messen:

Grundsätzlich: Messen Sie täglich zur gleichen Zeit im Sitzen oder Liegen. Kommen Sie vorher 5–10 Minuten zur Ruhe, reden Sie während der Messung nicht und achten Sie auf den passenden Manschettenumfang.

Messung am Oberarm: Legen Sie die Manschette am unbekleideten Arm kurz über der Ellenbeuge auf Herzhöhe an. Ziehen Sie die Manschette so fest, dass ein bis zwei Finger zwischen Arm und Manschette passen. (1)

Messung am Handgelenk: Legen Sie das Gerät straff am Handgelenk an. Bringen Sie das Handgelenk in Herzhöhe, indem Sie es zum Beispiel auf den Tisch legen. (2)

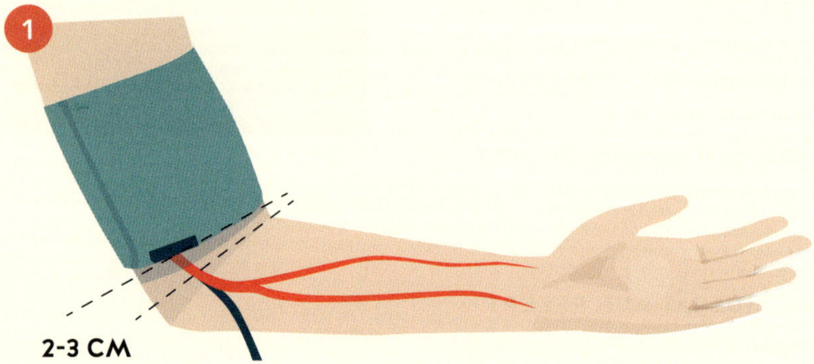

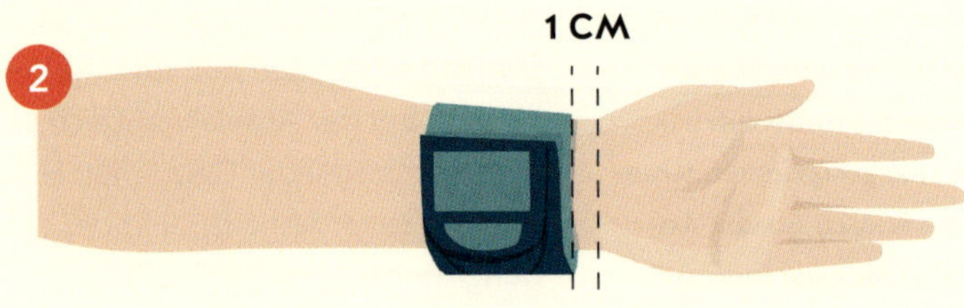

DIE 24-STUNDEN-LANGZEITMESSUNG

Unser Blutdruck unterliegt natürlichen Schwankungen, da er sich der jeweiligen Situation anpasst. Eine Langzeitmessung ermittelt das Blutdruckverhalten während eines Tages und einer Nacht.

WARUM 24 STUNDEN MESSEN?

Bestätigen sich beim Arzt erhöhte Blutdruckwerte, ergeben mehrere Messergebnisse große Blutdruckschwankungen, sollen Medikamente neu eingestellt werden oder bestehen möglicherweise Risiken wie Diabetes (**siehe Seite 23**), dann wird Ihr Arzt Ihnen eine Langzeitmessung vorschlagen.
Sie ermittelt über 24 Stunden (am Tag und in der Nacht) das Blutdruckverhalten in der gewohnten Umgebung. Eine Langzeitblutdruckmessung ergibt eine differenzierte Beurteilung. Sport, Ärger und Stress treiben den Blutdruck in die Höhe, am niedrigsten ist er nachts in der Tiefschlafphase. Mit der 24-Stunden-Messsung kann also beispielsweise erfasst werden, ob die nächtliche Absenkung (**siehe Seite 13**) funktioniert, denn diese kann weder in der Praxis noch durch Selbstmessung erfasst werden.

BITTE NICHT SCHONEN

Bitte gestalten Sie während der Messung Ihren Tagesablauf ganz normal, da die realen Bedingungen gemessen werden sollen. Notieren Sie Beschwerden wie etwa Schwindel oder Atemnot und führen Sie Buch über Ihren Tagesablauf. Patienten, die sich am Messtag schonen und auf sonst übliche Anstrengungen verzichten, zeichnen falsch-niedrige Werte auf und riskieren dadurch falsche oder zu niedrige Medikamentengaben.

WIE WIRD DIE MESSUNG DURCHGEFÜHRT?

In der Arztpraxis erhalten Sie für den Tag der Messung ein spezielles vollautomatisches Messgerät mit einer Oberarmmanschette und einem kleinen Aufnahmegerät, das Sie mit nach Hause nehmen und am Gürtel befestigen oder um den Hals hängen können.
Dieses Gerät misst tagsüber alle 15, nachts alle 30 Minuten Ihren Blutdruck. Die einzelnen Werte werden im Gerät gespeichert und später computerunterstützt ausgewertet. Das Messgerät bleibt stets am Körper, nur zum Duschen oder Baden nehmen Sie es kurz ab.
Sofern es eine medizinische Begründung gibt, übernehmen die gesetzlichen Krankenkassen die Kosten für die Langzeitmessung. Sie sind jedoch mit 25 bis 30 Euro (für gesetzlich Versicherte) überschaubar.

UMFASSENDER GESUNDHEITSCHECK

Um Ihren allgemeinen Gesundheitszustand festzustellen, sind vor Beginn einer Blutdrucktherapie eine gründliche Anamnese und weitere körperliche Untersuchungen nötig, die Ihr Arzt vornehmen sollte.

ANAMNESE – WELCHE VORGESCHICHTE GIBT ES?

Folgende Fragen sollte Ihr Arzt stellen, um Ihren Gesundheitszustand richtig einschätzen zu können:

- Fragen zu akuten Beschwerden: Haben Sie Kopfschmerzen, Sehstörungen, Schwindel, Herzklopfen?
- Fragen zur erblichen Disposition: Gibt es bei nahen Verwandten hohe Blutdruckwerte, Herz-Kreislauf-Erkrankungen, hohe Cholesterinwerte, Nierenerkrankungen oder Diabetes mellitus?
- Fragen zu Vorerkrankungen: Bestehen Herzprobleme, Stoffwechselerkrankungen (Schilddrüsenunterfunktion, Diabetes, Nierenerkrankungen), Schlafstörungen (Schlafapnoe) oder gab es Operationen?
- Fragen zu Risikofaktoren und Lebensstil: Gibt es belastende Umstände wie Übergewicht, Rauchen, Alkohol, Stress, eine anstrengende berufliche Situation oder Partnerschaftsprobleme? Treiben Sie Sport? Wie ernähren Sie sich?
- Welche Medikamente oder Nahrungsergänzungen nehmen Sie regelmäßig ein?

CHECK-UP – KÖRPERLICHE UNTERSUCHUNGEN

Neben der Blutdruckmessung an beiden Armen oder einer Langzeitmessung (**siehe Seite 37**) sind weitere Untersuchungen sinnvoll:

- Herz, Lunge und die großen Gefäße sollten mit dem Stethoskop abgehört werden.
- Erste Blutuntersuchungen (wichtig sind Kreatinin- und Cholesterinwerte) und ein Urinschnelltest (vor allem auf Zucker und Eiweiß) gehören zur Basisdiagnostik und geben Hinweise auf weitere Risikofaktoren wie Diabetes oder Nierenschädigung.
- Ultraschalluntersuchung des Herzens, der Bein- und Halsgefäße sowie der Nieren. So sind beispielsweise kleine Nieren ein Hinweis auf eine bereits länger bestehende Nierenschädigung.
- EKG (Elektrokardiogramm) des Herzens. Dabei werden Verdickungen des Herzmuskels und Rhythmusstörungen erkannt.
- Untersuchung des Augenhintergrunds, um die Gefäßversorgung der Augen zu beurteilen. Der Zustand der Augenarterien gibt auch einen Hinweis auf die Gefäßversorgung im Gehirn.

KLASSISCHE BEHANDLUNG

Die schulmedizinische Therapie von Bluthochdruck besteht im Wesentlichen aus zwei Behandlungswegen, die sich ergänzen: dem Einsatz blutdrucksenkender Medikamente sowie einer Änderung des Lebensstils.
Es gibt mehrere Gruppen blutdrucksenkender Medikamente. Welches Mittel Ihr Arzt verordnet, hängt von verschiedenen Faktoren, unter anderem von der Höhe des Blutdrucks und von Begleiterkrankungen, ab. Bei Risikopatienten werden in der Regel schon ab 130/80 mmHg Medikamente verordnet. Ziel der Medikamentengabe ist eine dauerhafte Normalisierung der Werte, um Gefäß- und Organschäden (**siehe Seite 27**) zu vermeiden. Dabei ist jedoch ein Nachteil stets zu beachten: Die Präparate haben Nebenwirkungen! Einige Blutdrucksenker führen beispielsweise zu Reizhusten, andere zu Müdigkeit und Verdauungsproblemen. Und so gut wie alle Präparate sind Vitalstoffräuber.

Diagnosefindung: Ein Elektrokardiogramm (EKG) kann Rhythmusstörungen des Herzmuskels aufzeigen.

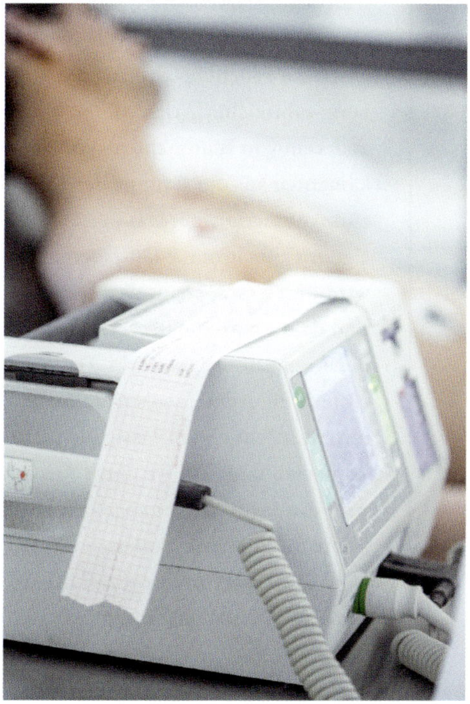

Einnahme von Medikamenten

Die medikamentöse Therapie von Bluthochdruck erfordert Geduld und Konsequenz. Oftmals erreichen Medikamente erst nach drei bis vier Wochen Anwendung ihre volle Wirkung. Um Sie optimal einzustellen, ist es oft sinnvoll, mit einer niedrigen Dosierung zu beginnen, die allmählich gesteigert wird. Bei anfangs zu hoher Dosierung und generell in der Eingewöhnungsphase kann es sein, dass Sie sich etwas unwohl fühlen.
Geht es Ihnen während der Therapie schlecht (Schwindel, Müdigkeit und verminderte Leistungsfähigkeit werden am häufigsten angegeben), muss die Dosierung eventuell verändert oder eine andere Wirkstoffgruppe gewählt werden. Sollte das bei Ihnen der Fall sein, hat es nicht unbedingt mit mangelnder Kompetenz des Arztes zu tun, jeder Mensch reagiert eben ein klein wenig anders. Die Frage, ob Sie das Medikament besser morgens oder abends einnehmen, klären Sie bitte mit

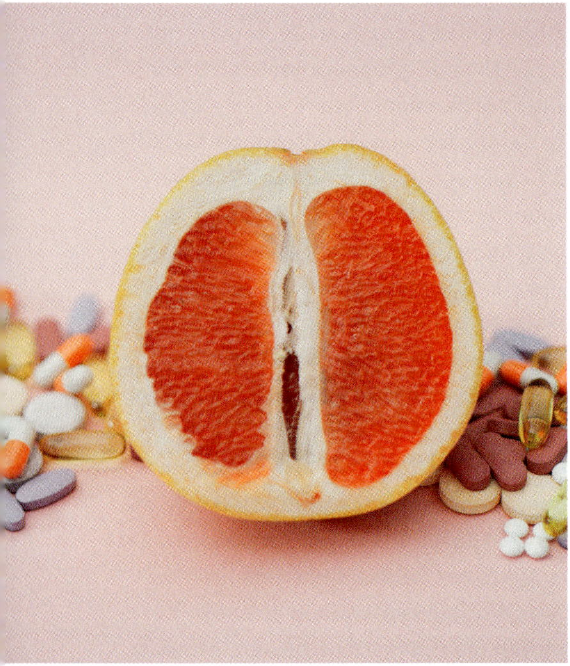

Wichtig zu wissen: Der Genuss von Grapefruit beeinflusst die Bioverfügbarkeit einiger Arzneimittel!

MEDIKAMENTENGRUPPEN

Die Medizin hält einige blutdrucksenkende Medikamente parat, die Hochdruckpatienten das Leben erleichtern können. Sie beheben nicht die Ursache und haben auch Nebenwirkungen, sie verhindern aber effektiv das Voranschreiten der Erkrankung und Folgeerkrankungen, indem sie Stoffwechselprozesse hemmen oder blockieren. Während sich

GRAPEFRUIT – VORSICHT WECHSELWIRKUNG

Fruchtfleisch und Saft der Grapefruit schmecken erfrischend und sind als Vitamin-C-Quelle beliebt. Doch die Frucht beeinflusst die Wirkung zahlreicher Arzneistoffe, unter anderem von Bluthochdruckmedikamenten aus der Gruppe der Kalzium-Antagonisten. Das körpereigene Cytochrom-P450-Isoenzym wird durch Grapefruit deaktiviert und damit wird die Bioverfügbarkeit des Arzneistoffes verstärkt. Dann einfach die Arzneidosis zu reduzieren, wäre jedoch fahrlässig, da nicht vorhersehbar ist, in welchem Ausmaß das Medikament abgebaut wird. Wenn Sie also Ihre Tabletten mit einem Gläschen Grapefruitsaft hinunterschlucken sollten, könnte es sein, dass der Blutdruck dadurch stärker als gewünscht sinkt.

dem behandelnden Arzt. Während es lange Zeit üblich war, blutdrucksenkende Medikamente morgens einzunehmen, weisen neuere Studien darauf hin, dass die abendliche Medikamenteneinnahme das Risiko von Nebenwirkungen vermindern kann.
Wichtig: Ein verordnetes Blutdruckmedikament sollten Sie nie eigenmächtig absetzen. Gleiches gilt für eine Dosierungsänderung auf eigene Faust. Einige Blutdrucksenker müssen langsam über Wochen reduziert, also »ausgeschlichen« werden.

leichtere Formen von Bluthochdruck bei ausreichender Motivation und konsequenter Anwendung ausschließlich mit pflanzlichen oder homöopathischen Mitteln sowie einer Änderung des Lebensstils gut beeinflussen lassen, ist bei schweren Formen die Einnahme konventioneller Medikamente notwendig. Wenn Sie mit den verordneten Medikamenten nicht zurechtkommen und sich wegen der Nebenwirkungen nicht wohlfühlen – dann sollten Sie dies mit Ihrem Arzt besprechen. Gelegentlich müssen verschiedene Medikamente ausprobiert werden, um ein befriedigendes Ergebnis zu erzielen. Und hin und wieder kommt es zu einer Therapieresistenz trotz Mehrfachtherapie, vor allem wenn Grunderkrankungen wie eine Nierenarterienstenose vorliegen. In einigen Fällen sind auch sogenannte Reservesubstanzen wie Renin-Inhibitoren (sie blockieren die Wirkung von Renin, einem blutdrucksteigernden Hormon) nötig. Naturheilkundliche Maßnahmen können Sie jedoch in jedem Stadium der Erkrankung unterstützen. Im nächsten Kapitel erfahren Sie mehr über naturheilkundliche Alternativen. Doch zunächst folgt eine Zusammenstellung der wichtigsten schulmedizinisch eingesetzten Medikamente.

BITTE BEACHTEN

Fast alle blutdrucksenkenden Medikamente wirken besser, wenn wenig Salz konsumiert wird. Auf keinen Fall sollten Sie versuchen, die Wassertabletten durch das Reduzieren der Trinkmenge zu ersetzen. Denn die Nieren brauchen eine gewisse Flüssigkeitsmenge, um richtig arbeiten zu können und um die wasserlöslichen Abfallprodukte des Stoffwechsels zu entsorgen.

Diuretika – »Wassertabletten«

Diuretika, umgangssprachlich »Wassertabletten« genannt, sind Substanzen, die die Urinbildung in den Nieren erhöhen. Sie sind das Mittel der Wahl, wenn bei Bluthochdruck gleichzeitig eine Herzschwäche besteht, die zu Wassereinlagerungen führt. Bei den Diuretika gibt es mehrere Wirkstoffgruppen. Von Bedeutung in der Blutdrucktherapie sind schnell und stark wirksame Schleifendiurektika (Furosemid, Torasemid) und thiazidartige Diuretika (Chlortalidon, Hydrochlorothiazid) – sie helfen, vermehrt Natriumchlorid und Wasser auszuscheiden. Auch kaliumsparende Diuretika (Amilorid, Triamteren) werden eingesetzt, sie scheiden Natriumchlorid, aber kaum Kalium aus. Diese entwässernden Medikamente entlasten den Kreislauf, indem sie die Menge der Urinausscheidung über die Nieren erhöhen. Das wiederum entlastet den Blutdruck in den Gefäßen. Durch die entwässernde Wirkung müssen Betroffene häufiger als sonst zur Toilette gehen. Die Medikamente schwemmen aber nicht nur überschüssiges Wasser aus, sondern auch Vitalstoffe wie etwa B-Vitamine, Zink, Magnesium oder Kalium. Als Nebenwirkungen werden deshalb Wadenkrämpfe, Müdigkeit, Mundtrockenheit, Schwindel, Verstopfung, Thrombosen und Herzrhythmusstörungen genannt. In einigen Fällen können pflanzliche Aquaretika **(siehe Seite 59)** eine Alternative zu den synthetischen Medikamenten sein.

Betablocker

Betablocker, genauer Betarezeptorenblocker, gehören zu den bewährtesten Mitteln bei Bluthochdruck. Sie entlasten das Herz, verlangsamen den Pulsschlag und senken den Blutdruck. Sogenannte Beta-Rezeptoren hemmen die Wirkung von Stresshormonen wie etwa Adrenalin und Noradrenalin auf das Herz. Neuere Generationen von Betablockern reduzieren den Blutdruck, indem sie die Blutgefäße etwas weiten. Die Medikamente Atenolol, Bisoprolol, Dilatrend, Metoprolol, Nebivolol und Pindolol zählen zu dieser Gruppe. Ehe die gewünschte Wirkung von Betablockern eintritt, kann es einige Zeit dauern. Um die Nebenwirkungen möglichst gering zu halten, werden Betablocker über die Dosierung langsam eingeschlichen. Schwindel, Durchblutungsstörungen, Gewichtszunahme, Herzinsuffizienz, verlangsamter Puls, Impotenz und Asthmaanfälle (hervorgerufen durch eine Verengung der Bronchien) zählen zu den Nebenwirkungen dieser Substanzen.

BITTE BEACHTEN

Wer Betablocker abrupt und eigenmächtig absetzt, riskiert einen Blutdruckanstieg und eine überschießende Herzfrequenz. Sie müssen nicht nur vorsichtig über die Dosierung eingeschlichen, sondern auch stufenweise ausgeschlichen werden.

ACE-Hemmer

Die Abkürzung ACE steht für Angiotensin-Converting-Enzym. Das Enzym blockiert an der Niere die Umwandlung von Angiotensin I in Angiotensin II, ein Hormon, das eine wichtige Rolle bei der Regulierung des Blutdrucks spielt. Ähnlich wie bei Diuretika werden durch ACE-Hemmer vermehrt Wasser und Kochsalz über die Nieren ausgeschieden, wodurch der Blutdruck sinkt. Sie sind meist das Mittel der Wahl, wenn bei Hochdruckpatienten gleichzeitig eine Diabetes-Erkrankung vorliegt, da sie eine positive Wirkung auf den Zuckerstoffwechsel haben. Die Substanzen tragen die Endung -pril. Die Medikamente Ramipril, Enalapril, Benazepril, Captopril und Lisinopril gehören in diese Gruppe der blutdrucksenkenden Mittel. Zu den Nebenwirkungen gehören Hautausschläge, Magen-Darm-Beschwerden, Kopfschmerzen, Schwindel, Leberschäden, lästiger Reizhusten (der sich oftmals durch die Einnahme eines Eisenpräparats bessert) und Zinkmangel. Bei auftretendem Reizhusten können Sartane **(siehe Seite 43)** eine Alternative sein.

AT1-Rezeptoren-Blocker (Sartane)

AT1-Rezeptoren-Blocker, kurz Sartane, greifen auch in den Flüssigkeits- und Elektrolythaushalt der Nieren ein, genauer gesagt in das Renin-Angiotensin-Aldosteron-System (RAAS), einen bedeutenden Mechanismus zur Regulierung des Blutdrucks. Sartane blockieren den AT1-Rezeptor, der eine Verengung der Gefäße und somit einen Blutdruckanstieg verursacht. Die Gefäße bleiben so erweitert und der Blutdruck steigt nicht mehr auf zu hohe Werte an. Deshalb werden Sartane auch bei Herzschwäche eingesetzt.
Die Wirkstoffe tragen die Endung -sartan. Valsartan, Candesartan, Loresartan, Eprosartan, Irbesartan, Olmesartan sowie Telmisartan gehören in diese Medikamentengruppe.
Im Vergleich zu ACE-Hemmern greifen Sartane später in den hormonellen Regelkreis ein und verursachen daher weniger Nebenwirkungen. Sie werden wegen des höheren Preises jedoch oft erst dann verschrieben, wenn die ACE-Hemmer zu viele Beschwerden auslösen. Doch auch hier sind Nebenwirkungen möglich: Hautausschläge verbunden mit Juckreiz, Kopfschmerzen, Schwindel, Müdigkeit, Zinkmangel oder Hyperkaliämie (zu viel Kalium im Blut) gehören dazu.

Kalzium-Antagonisten

Sie werden auch Kalziumkanalblocker genannt, was die korrekte Wirkweise beschreibt. Diese Substanzgruppe verhindert das Einströmen von Kalzium in die Gefäßmuskelzellen.

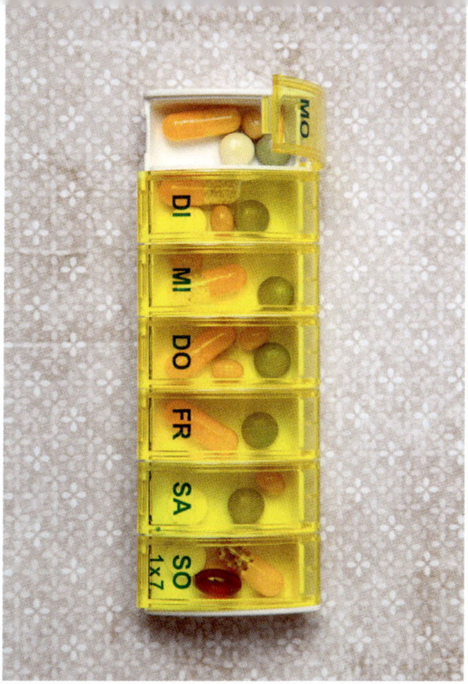

Bei leichter Hypertonie können Sie dank der Mittel der Natur oftmals auf Medikamente verzichten.

In den Arterien wirkt sich das auf die Gefäßweite aus, da sich die Zellen der Gefäße nicht mehr so gut zusammenziehen können und mehr Platz für das fließende Blut entsteht. Kalzium-Antagonisten werden häufig von Ärzten verschrieben, wenn eine koronare Herzerkrankung vorliegt. Denn sie wirken auch auf den Sinusknoten **(siehe Seite 10)** im Herzen, der den Rhythmus des Herzschlags vorgibt.
Die wichtigsten Kalziumkanalblocker sind Verapamil, Nifedipin und Gallopamil.
Zu den unerwünschten Arzneimittelnebenwirkungen gehören ein starker Blutdruckabfall, Kopfschmerzen, Rötung im Gesicht, Herzklopfen oder Verstopfung.

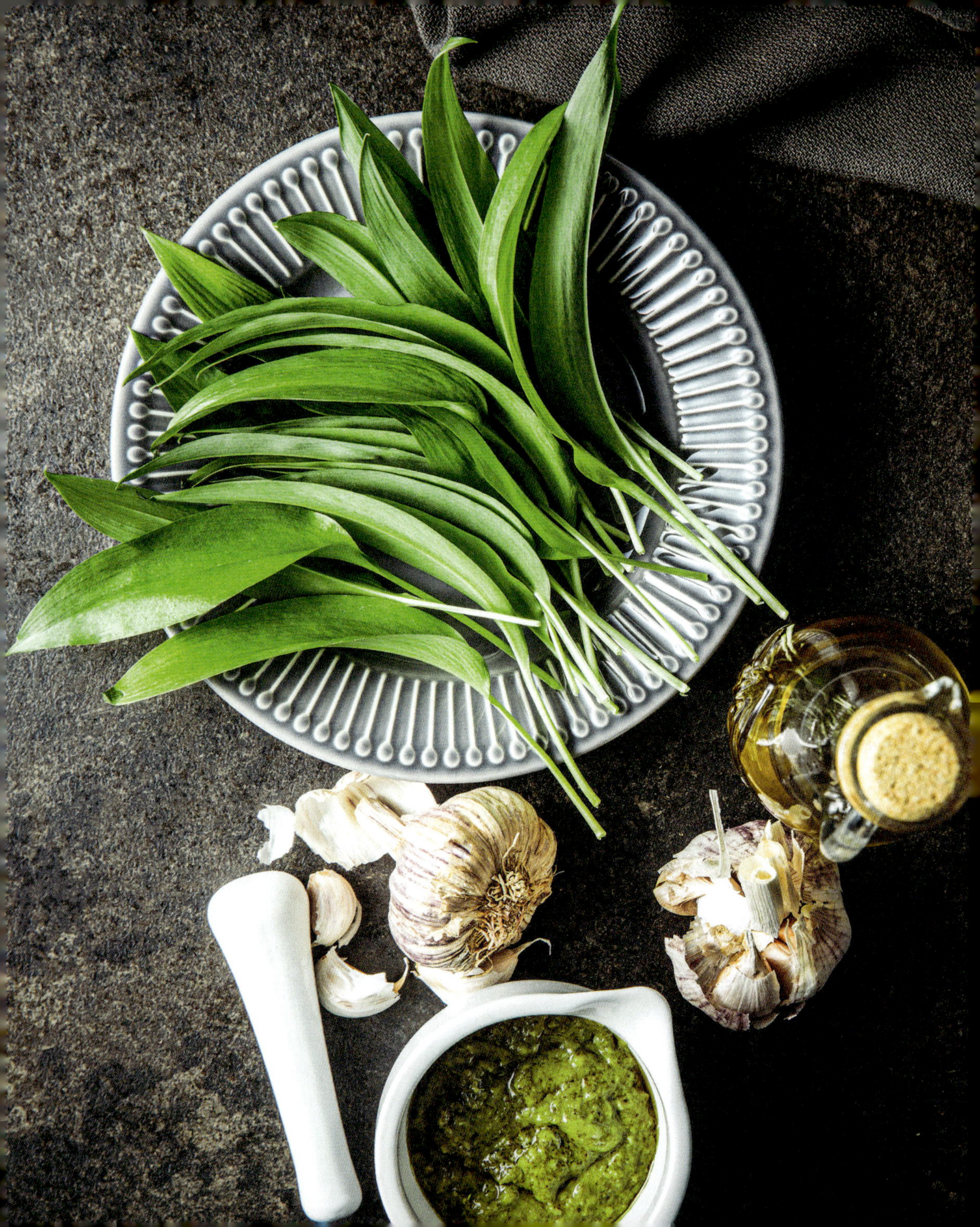

HILFE AUS DER NATUR

Heilpflanzen, homöopathische Mittel, gesunde Ernährung ... Es gibt viele Möglichkeiten, den Bluthochdruck natürlich in den Griff zu bekommen oder eine medikamentöse Therapie naturheilkundlich zu unterstützen.

DAS BESTE AUS DER PFLANZENWELT
46

HOMÖOPATHISCHE HELFER
66

VITALSTOFFE FÜR GESUNDE GEFÄSSE
76

BLUTDRUCKSENKER AUS DER KÜCHE
84

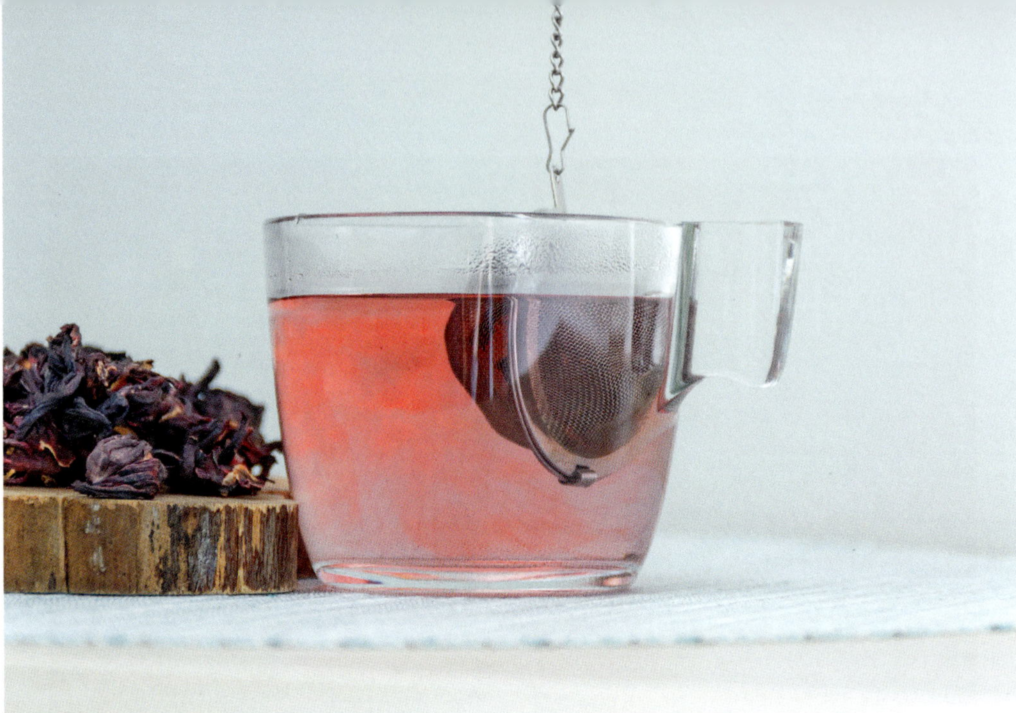

DAS BESTE AUS DER PFLANZENWELT

Pflanzenzubereitungen sind für mich bei Bluthochdruck das Mittel der Wahl, wenn herkömmliche Maßnahmen wie eine Änderung des Lebensstils nicht (mehr) helfen. Auf den folgenden Seiten stelle ich Ihnen Heilpflanzen vor, die gegen Hochdruck optimal wirken. Zudem unterstützen sie effektiv eine medikamentöse Therapie. Einige blutdrucksenkende Kräuter finden Sie vielleicht in Ihrem Garten oder auf dem Wochenmarkt, andere können Sie bei einem Spaziergang am Wegesrand sammeln. Außerdem gibt es die meisten auch in der Apotheke als Tee, Tinktur, Kapsel oder Elixier zu kaufen. Lesen Sie bitte immer die Anwendungshinweise, da nicht jedes Kraut für jeden Menschen geeignet ist. Im Zweifel fragen Sie einen kräuterkundigen Arzt, Apotheker oder Heilpraktiker um Rat.

ZUBEREITUNGSFORMEN

Ein wesentlicher Vorteil der Heilpflanzenkunde sind die vielfältigen Anwendungsformen. Von Tee über Tinktur, Wein, Saft oder frisch aufs Butterbrot – es gibt zahlreiche Möglichkeiten, die heilwirksamen Pflanzenstoffe zu sich zu nehmen.

Teeaufguss

Der Klassiker in der Kräutertherapie ist der Teeaufguss. Er eignet sich gut für die Selbsttherapie. Eine Portion (meist 1 TL) zerkleinerte Kräuter werden mit siedendem Wasser übergossen. Dabei lösen sich wasserlösliche Inhaltsstoffe wie beispielsweise Flavonoide und Gerbstoffe aus dem Pflanzenmaterial. Weniger gut lösen sich ätherische Öle. Für Pflanzen mit vielen ätherischen Ölen ist diese Zubereitungsform deshalb weniger geeignet. Normalerweise wird getrocknetes Kraut für die Teezubereitung verwendet, eine Ausnahme bildet beispielsweise die Melisse, die frisch eine größere Heilkraft hat.

Mazerat

Ein sogenannter Kaltwasserauszug wird auch als Mazerat bezeichnet. Das Pflanzenmaterial wird dafür mit kaltem Wasser übergossen und dann mindestens zwei Stunden oder über Nacht stehen gelassen. Mazerate eignen sich für Pflanzen, die nicht hitzestabil sind. Auch wenn es darum geht, dass leicht giftige Stoffe nicht aus der Pflanze herausgelöst werden, sind sie das Mittel der Wahl. Die leicht giftige Mistel (**siehe Seite 54**) ist ein Beispiel für diese Anwendungsform. Nach dem Ziehen wird das Pflanzenmaterial abgeseiht, anschließend wird der Kaltauszug dann auf Trinktemperatur erwärmt.

Tinktur

Um die Wirkstoffe von Kräutern haltbar zu machen und auch um nichtwasserlösliche Stoffe aus den Pflanzen herauszulösen, eignen sich Tinkturen. In Alkohol (manchmal auch in Essig) werden Substanzen aus frischen oder auch getrockneten Pflanzen herausgelöst. Eine Tinktur selbst herzustellen, ist kein Hexenwerk. Verwenden Sie hochprozentigen Alkohol aus der Apotheke, Obstbrände, Wodka oder Weingeist. Außer dem Pflanzenmaterial und dem Alkohol benötigen Sie ein Ansatzglas (sauberes Marmeladenglas) sowie Braunglasfläschchen mit Tropfpipette. Bewährt hat sich das Verhältnis 1 Teil Pflanzenmaterial und 5 Teile Alkohol, also beispielsweise 50 g Pflanzen auf 250 ml Alkohol. Alle Pflanzenteile sollen mit Flüssigkeit bedeckt sein. Nach zwei Wochen Ansatzzeit das Pflanzenmaterial abseihen, in die Braunglasfläschchen umfüllen, beschriften und kühl und dunkel aufbewahren.

Die Haltbarkeit beträgt mindestens 12 Monate. Tinkturen werden zur Einahme in etwas Wasser verdünnt oder tröpfchenweise direkt auf die Zunge geträufelt. In diesem Buch finden Sie zum Beispiel eine Tinkturanwendung mit Bärlauch (**siehe Seite 50**).

Medizinalwein

Medizinalweine gelten seit alten Zeiten als Heil- und Stärkungsmittel. Sie haben sich für die Selbstmedikation bewährt und werden aus frischen oder getrockneten Pflanzenteilen durch Mazeration (Auslaugen, lat. macerare = auslaugen, mürbe machen) in Wein gewonnen. Für einen Medizinalwein setzen Sie 30–50 g Pflanzenmaterial in 1 Liter Weiß- oder Rotwein (am besten in Bioqualität) an. Der Ansatz sollte mindestens eine Woche durchziehen und täglich mehrmals gewendet werden. Danach filtrieren, mit Etikett versehen und kühl aufbewahren. Die Haltbarkeit ist im Vergleich zu Tinkturen kürzer – etwa vier Monate, die Wirkung ist etwas schwächer. Dafür wird höher dosiert: Es darf ein Likörgläschen voll sein. Auf **Seite 57** finden Sie das Rezept für einen Herzwein mit Weißdornfrüchten und -blättern. Im Rezeptteil folgt das Rezept für den bekannten Petersilienwein nach Hildegard von Bingen (**siehe Seite 118**).

Power für den ganzen Tag: Frisch gepresste Säfte versorgen uns mit einer geballten Portion Vitalstoffe.

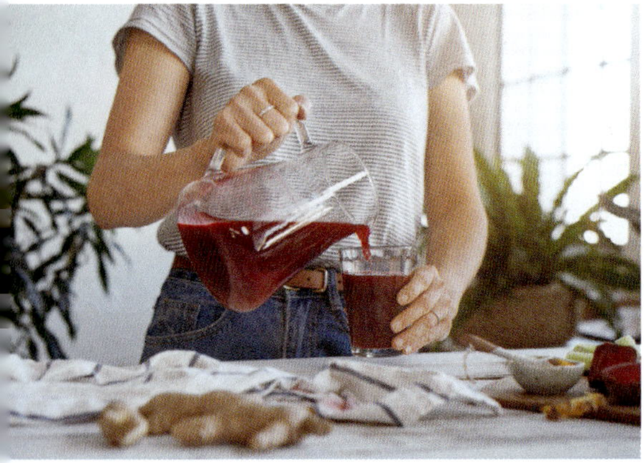

Presssaft

Durch das Auspressen von frischen Heilkräutern entstehen Pflanzensäfte. Hochwertige Pflanzensäfte enthalten weder Zucker noch Alkohol oder Konservierungsstoffe. Um eine mikrobiologische Verunreinigung zu vermeiden, werden erntereife Pflanzen mit Dampf behandelt und noch am selben Tag verarbeitet. Gute Pflanzensäfte bietet beispielsweise die Firma Schoenenberger an. Falls Sie einen Entsafter (vorzugsweise einen Slow Juicer) zu Hause haben, können Sie sich kleine Mengen selbst zubereiten. Der Vorteil eines frisch gepressten Saftes ist, dass auch die Vitamine weitgehend erhalten bleiben.

Frischpflanze

Knoblauch und Bärlauch sind Beispiele für Pflanzen, die Sie vorzugsweise frisch verwenden sollten. Sie enthalten das geruchsintensive Allicin, das durch Hitzeeinwirkung weitgehend zerstört wird. Im Handel gibt es geruchsneutrale Präparate, bei diesen wurde jedoch das heilwirksame Allicin inaktiviert. Bärlauch ist ein Wildkraut und nur im Frühjahr verfügbar. Wenn Sie sich dennoch Vorräte anlegen möchten, können Sie ihn beispielsweise in Öl einlegen und daraus ein schmackhaftes Pesto zubereiten. Sie merken: Auch die Küche kann zum Behandlungsraum werden.

HEILPFLANZEN IM PORTRÄT

Gegen jede Krankheit ist ein Kraut gewachsen. Im Fall von Herz-Kreislauf-Erkrankungen und Bluthochdruck sind es gleich mehrere. Die wichtigsten stelle ich Ihnen nun vor.

BÄRLAUCH

ALLIUM URSINUM

Bärlauch gehört wie Knoblauch zu den Lauchgewächsen. Im Frühjahr treiben in den schattigen heimischen Au- und Mischwäldern aus einer kleinen Zwiebel saftig-grüne lanzettförmige Blätter aus. Sie werden kaum mehr als 20 cm lang. Im Garten fühlt sich Bärlauch unter schattenspendenden und laubabwerfenden Bäumen oder in einer halbschattigen Ecke wohl, denn er braucht Feuchtigkeit und Humus. Die reinweißen, sternförmig angeordneten Blüten bilden eine kugelige Blumenkrone. Zwar sind alle Teile des Bärlauchs essbar, jedoch werden nur die Blätter in der Heilkunde verwendet. Bärlauchblätter sind reich an Schwefelverbindungen (durch Zerkleinern, Schneiden und Kauen des Pflanzengewebes entstehen daraus die bärlauchtypischen Sulfide). Außerdem findet man in der Pflanze Flavonoide, Saponine, Polysaccharide, Chlorophyll, Adenosin (etwa 20-mal mehr als im Knoblauch), reichlich Vitamin C und Mineralstoffe (Eisen, Magnesium, Jod, Selen, Mangan). Die blutdrucksenkende Wirkung des Bärlauchs entfaltet sich erst nach einer längeren Anwendung.

So hilft Bärlauch

- Die in den Blättern vorkommenden Schwefelverbindungen wirken ähnlich wie ACE-Hemmer (**siehe Seite 42**). Das Adenosin hat Einfluss auf die Weitstellung der Gefäße, was zur Blutdrucksenkung führt.
- Schwefelaktive Stoffe hindern Schaumzellen (große Fresszellen, die Fette speichern) daran, sich an den Innenwänden der Gefäße anzulagern. Das schützt vor altersbedingten Gefäßerkrankungen wie zum Beispiel Arteriosklerose.
- Bärlauch hemmt die Verklebung von Blutplättchen (Thrombozyten). Die Fließgeschwindigkeit des Blutes und der Lymphe wird erhöht.

BÄRLAUCH SAMMELN

Es ist gar nicht so schwer, Bärlauch in der Natur selbst zu sammeln. Die beste Erntezeit ist vor Beginn der Blütezeit, also zwischen Anfang März und Mitte April. Immer wieder kommt es beim Sammeln allerdings zu Verwechslungen mit giftigen Pflanzen wie Maiglöckchen, Aronstab oder Herbstzeitlose. Achten Sie unbedingt auf den Knoblauchgeruch, der beim Zerreiben der Blätter entsteht und typisch für Bärlauch ist. Im Zweifel die Pflanze lieber stehen lassen und ein Bund Bärlauch auf dem Markt kaufen.

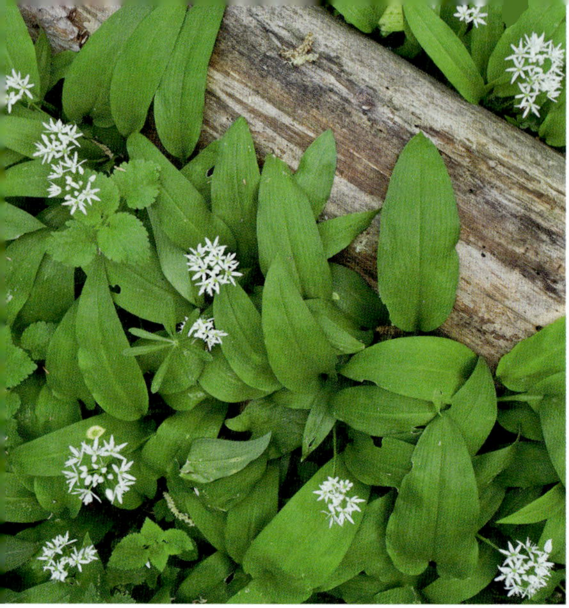

Die gesunden Inhaltsstoffe des Bärlauchs unterstützen Herz und Blutgefäße in ihrer Funktion.

- Erhöhte Cholesterinspiegel sind oft Folge fehlender Antioxidanzien. Bärlauch steckt voller antioxidativer Wirkstoffe und hilft dadurch, Folgeerkrankungen wie Schlaganfall, Herzinfarkt oder verengten Gefäßen vorzubeugen.
- Bärlauch wächst nur im Frühjahr und wird oft für reinigende Frühjahrskuren genutzt, denn er bindet Gifte aus Nahrung und Umwelt (zum Beispiel Quecksilber) und wirkt zudem gegen krankmachende Viren, Bakterien und Parasiten.

Selbst gemacht

Bärlauchtinktur

Frische und grob zerkleinerte Bärlauchblätter in ein Schraubglas füllen, mit hochprozentigem Alkohol übergießen, bis alles bedeckt ist, mindestens zwei, besser drei Wochen durchziehen lassen. Den Ansatz abseihen und in dunkle Tropfflaschen füllen.

Dosierung: Bis zu 3-mal täglich 20 Tropfen zu den Mahlzeiten einnehmen. Die Tinktur ist bis zur nächsten Ernte haltbar.

Bärlauchpesto (siehe Seite 100)

Fertigpräparate

- Bärlauch-Trunk, Fa. Wierich, Anwendung: 3-mal täglich 10 Tropfen in Flüssigkeit
- Bärlauch Extrakt Bio, GSE Vertrieb. Anwendung: 2-mal täglich 20 Tropfen verdünnt in Flüssigkeit
- Bärlauch Frischblatt Granulat, Dr. Pandalis, Anwendung: ½ TL (2 g) in Speisen (Quark) gerührt

Anwendungshinweise

Einnahme: frisch im Frühjahr, konserviert in Öl sowie Fertigprodukte ganzjährig

Nebenwirkungen: Empfindliche Menschen berichten nach zu hoher Dosierung von Magen-Darm-Reizungen.

Kontraindikationen: akute Magenschleimhautentzündungen

Wechselwirkungen: Bei Langzeitanwendung bestehen vermutlich Wechselwirkungen mit blutverdünnenden Medikamenten (Aspirin®, Warfarin, Marcumar®).

Präparate: Tinktur, Pesto, Granulat, frisches Wildgemüse

HIBISKUS

HIBISCUS SABDARIFFA

Das Malvengewächs ist auch unter den Volksnamen Roselle, Afrikanische Malve und Sudan-Eibisch bekannt. Ursprünglich in den tropischen Regionen Afrikas beheimatet, wird die einjährige krautige Pflanze heute weltweit angepflanzt. Sie erreicht eine Wuchshöhe von bis zu 2,5 Metern. Die meisten Pflanzenteile sind leicht behaart, die Blätter sind gezähnt, die Blüten haben zunächst eine hellgelbe, später eine rote Farbe und werden nach dem Verblühen sattrot und fleischig. Teezubereitungen aus den Blüten sind in Kamerun und Mali Nationalgetränk. Für Heilzwecke werden die Blüten in der afrikanischen Volksmedizin auch zur Schleimlösung bei Erkältungskrankheiten und als Abführmittel gebraucht. Hibiskusblüten (Kelche und Außenkelche) enthalten Fruchtsäuren (Citronensäure, Apfelsäure, Weinsäure, Hibiscussäure), Flavonoide, darunter farbgebende Anthocyane, viel Vitamin C, Schleimstoffe und etwas ätherisches Öl. Welcher der Inhaltsstoffe für den blutdrucksenkenden Effekt verantwortlich ist, ist noch nicht im Detail erforscht. Vermutlich ist es wie so oft das Zusammenspiel mehrerer Stoffe.

So hilft Hibiskus

- Die bioaktiven Stoffe von Hibiskus spielen eine wichtige Rolle bei der Prävention chronischer und degenerativer Erkrankungen. Vor allem jener, die mit einem gehäuften Auftreten von freien Radikalen in Verbindung stehen, wie etwa Arteriosklerose.
- Hibiskus wirkt blutdrucksenkend bei hochnormalem bis leicht erhöhtem Blutdruck.
- Der Tee der Pflanze hat eine leicht entwässernde (diuretische) Wirkung. Überflüssige Wasseransammlungen werden aus dem Körper geschwemmt und somit wird die Blutdrucksenkung unterstützt.

Entwässert und senkt den Blutdruck: Wie wär's also öfter mal mit einem Tässchen Hibiskustee?

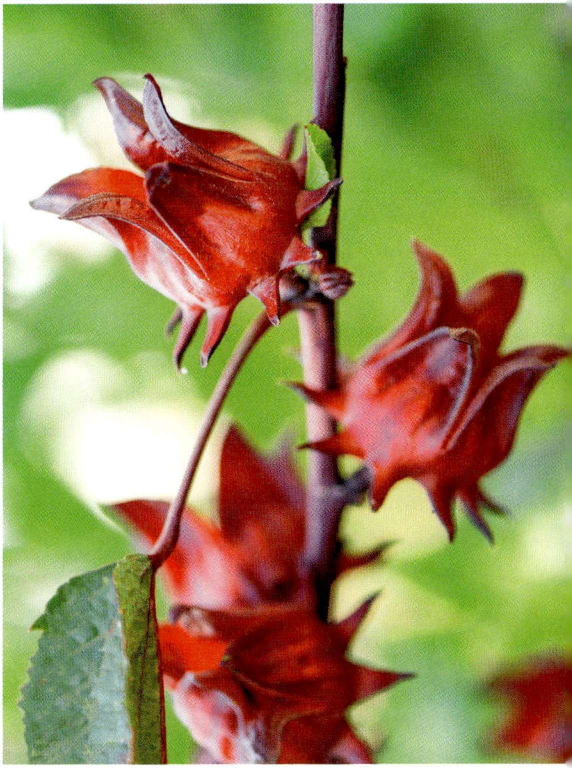

- Studien deuten auf eine Wirkung auf den Fettstoffwechsel und eine Erniedrigung der Cholesterinwerte hin. Erhöhte Cholesterinwerte (**siehe Seite 22**) gehen oft mit Bluthochdruck einher.

Selbst gemacht

Hibiskustee

Pro Tasse 1 gehäuften TL getrocknete Blüten mit siedendem Wasser übergießen, 6 Minuten ziehen lassen, danach abseihen. Der Tee schmeckt vor allem im Sommer gut gekühlt und mit Minze oder Melisse aromatisiert.
Dosierung: 3-mal täglich 1 Tasse.

Fertigpräparate

- Hibiskusblütentee Bio (A. Weltecke, Kräuterhaus Sanct Bernhard, Biovita®). Anwendung: 3-mal täglich 1 Tasse

Anwendungshinweise

Einnahme: täglich, auch langfristig.
Nebenwirkungen: Hibiskusblüten sind ein traditionelles Genuss- und Heilmittel und gelten im Allgemeinen als sicher. Nebenwirkungen wurden bisher nicht dokumentiert.
Kontraindikationen: Vorsicht bei Schwangerschaft! Es gibt Berichte über Auswirkungen auf die Fortpflanzungsorgane. Einige Hinweise deuten auf eine aphrodisierende, andere auf eine östrogenhemmende Wirkung hin.
Wechselwirkungen: nicht bekannt
Präparate: getrocknete Blüten (Kelche und Außenkelche) zur Teezubereitung

KNOBLAUCH

ALLIUM SATIVUM

Knoblauch gehört wie Bärlauch zu den Lauchgewächsen. Seine Heimat sind die Steppen Asiens. Von dort hat er sich über das Mittelmeergebiet auf der gesamten Erde verbreitet. Es gibt Sorten mit weißer, bräunlicher oder rot-violetter Haut, die meisten erreichen eine Wuchshöhe von 70 cm. Alle haben eine Zwiebel, die im Erdreich verwurzelt ist, einen aufrechten starken Stängel, breit lineale Laubblätter und grünlich-weiße, weiße oder rosafarbene Blüten. Die Vermehrung geschieht über Zwiebeln (Zehen). Für Heilzwecke werden die frischen oder getrockneten Zwiebeln und daraus gewonnene Produkte verwendet. Wenn man Zehen schneidet oder durch die Knoblauchpresse drückt, entstehen Abbauprodukte, wie das geruchsintensive Allicin, ein bioaktiver Pflanzenstoff, der unter anderem an der Blutdrucksenkung beteiligt ist. Lauchöle, Mineralstoffe (Kalium, Kalzium, Magnesium, Eisen, Zink, Jod, Selen), Vitamin B und C, Adenosin, Fructane und Saponine sind weitere wertgebende Inhaltsstoffe.

So hilft Knoblauch

- Das Wirkspektrum entspricht weitgehend dem des nahe verwandten Bärlauchs. Indikationen für Knoblauchanwendungen sind leichtere Formen von primärem Bluthochdruck (**siehe Seite 18**). Begleitend kann Knoblauch bei allen Formen des Hochdrucks eingesetzt werden. Das gefäßerweiternde Adenosin ist in geringerem Umfang enthalten als in Bärlauch.

- Durch längere Anwendung ist eine Senkung des systolischen Blutdrucks um etwa 10 mmHg möglich.
- Altersbedingte Gefäßerkrankungen wie Arteriosklerose, erhöhte Blutfettwerte, erhöhter LDL-Cholesterinspiegel und die Vorbeugung von Thrombosen sind weitere Anwendungsgebiete.

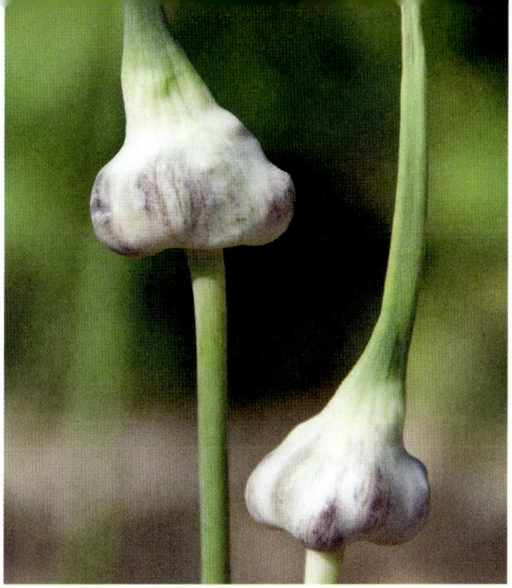

Knoblauch – Star der gesunden mediterranen Küche! Geruchlose Präparate sind weitgehend wertlos.

Selbst gemacht

Knoblauchbrot (siehe Seite 101)

Fertigpräparate

- Kwai® N Dragees (Klosterfrau), Anwendung: 3-mal täglich 3 Dragees
- Knoblauch-Kapseln 500 mg (Kräuterhaus Sanct Bernhard), Anwendung: 2–3 Kapseln pro Tag mit Flüssigkeit
- Schoenenberger® Knoblauch, Naturreiner Pflanzentrunk, Anwendung: 2-mal täglich vor den Mahlzeiten 5 ml
- Knocit Lösung (AGEV Gesundheitsmittel) mit Zitrone und weniger Geruchsbildung, Anwendung: 20–40 ml vor dem Essen

Anwendungshinweise

Einnahme: 2- bis 3-mal täglich 1 frische Knoblauchzehe, Präparate wie hier angegeben. Hinweis: Geruchlose Knoblauchpräparate sind frei vom Alliin-spaltenden Enzym Alliinase und daher weitgehend wirkungslos.

Nebenwirkungen: Magen-Darm-Beschwerden bei empfindlichen Menschen nach hoher Dosierung. Veränderungen des Geruchs von Haut und Atem sind nicht zu verhindern. Das Kauen von Petersilie oder Pfefferminz-Kaubonbons überdeckt den Mundgeruch.
Kontraindikationen: akute Magenschleimhautentzündungen
Wechselwirkungen: Bei Langzeitanwendung Wechselwirkungen mit blutverdünnenden Medikamenten (Aspirin®, Warfarin, Marcumar®, Clopidogrel), sodass die Blutungszeit stark verlängert wird. Zudem entsteht eine Wirkverstärkung bei Schmerz- und Entzündungshemmern (Indomethacin, Dipyridamol) und eine Wirkabschwächung bei einigen HIV-Medikamenten.
Präparate: frisch als Küchengewürz, Dragees, Kapseln, Heilpflanzensaft, Sirup

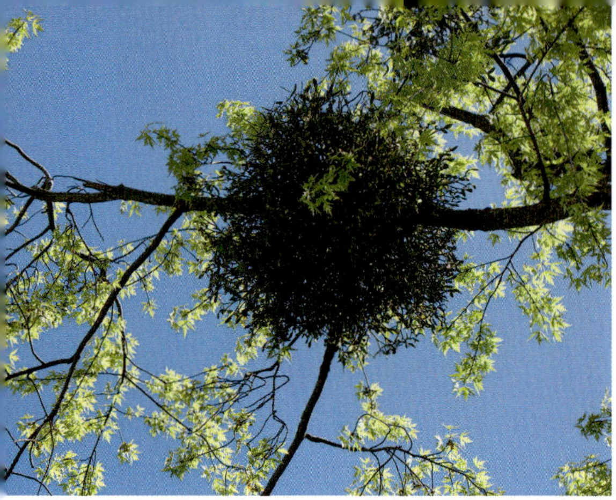

Mistel beruhigt und löst Stress – und das nicht nur beim berühmten Kuss unter dem Mistelzweig.

MISTEL

VISCUM ALBUM

Misteln wachsen als Halbparasiten auf anderen Bäumen. Die zu den Riemenblumengewächsen gehörenden weißbeerigen Misteln sind in Europa, Asien und Nordwestafrika verbreitet. Birken, Kiefern, Tannen, Pappeln oder Obstbäume sind die Wirtspflanzen, aus denen die kugeligen Sträucher, die einen Durchmesser von bis zu einem Meter haben, über Saugwurzeln Wasser und Nährstoffe ziehen. Misteln können sich nicht selbst aussäen. Sie sind auf Vögel angewiesen, die die Samen mit ihrem Kot verbreiten. Zwar brauchen Misteln Licht zum Keimen, ihre gabelspaltigen Stängel wachsen aber in alle Richtungen. Sie blühen von Januar bis in den April hinein, die erbsengroßen weißen Früchte reifen im Winter. Damit folgen Misteln anderen Gesetzen als sonst in der Pflanzenwelt üblich.

Für Heilzwecke wird das getrocknete Kraut, bestehend aus jüngeren Zweigen und Blättern, verwendet. Mistelkraut enthält toxische Polypeptide (Viscotoxine), weshalb Sie vorzugsweise Fertigpräparate verwenden sollten. Auch Flavonoide, Lignane, Triterpene, Oleanolsäure, Ursolsäure, biogene Amine, Mistellektine, Schleimstoffe und Magnesium sind in der Mistel enthalten.

So hilft die Mistel

- Mistelkraut hat einen milden blutdrucksenkenden Effekt, deshalb erfolgt die Anwendung vorwiegend bei Bluthochdruckpatienten mit hoch-normalem Blutdruck, sogenannten Grenzwerthyptertonikern.
- Das Kraut regt den Parasympathikus an. Die folgende Gefäßerweiterung entlastet das Herz und senkt den Blutdruck.
- Moderater Bluthochdruck reagiert auf Mistelpräparate ebenso positiv wie zu niedriger Blutdruck. Was zunächst paradox klingt, ist dadurch zu erklären, dass die Wirkung über eine Regulierung des Kreislaufs und Stärkung des Herzens erfolgt. Ein blutdrucksenkender Effekt stellt sich erst nach längerem Gebrauch ein.
- Mistel lindert auch Beschwerden, die mit erhöhtem Blutdruck in Zusammenhang stehen: Kopfschmerzen, Schwindel, Reizbarkeit, verminderte Leistungsfähigkeit.
- Anwendungen mit der Urtinktur (in niedriger Dosierung) wirken auch auf die Psyche. Sie fördern das Gefühl innerer Stille und

Schwerelosigkeit und sind für Menschen von Vorteil, die mit Ängsten und Albträumen belastet sind oder stark auf Mondeinflüsse reagieren.

Selbst gemacht

Mistelkrauttee – Mazerat
1 TL (2,5 g) fein geschnittenes Mistelkraut mit 1 Tasse kaltem Wasser ansetzen und bei Raumtemperatur 10 Stunden stehen lassen, danach abgießen. Tagesdosis: 1–2 Tassen.

Fertigpräparate

- Mistel Curarina® Tropfen, Harras, Anwendung: 2- bis 3-mal täglich 20–30 Tropfen
- Salus® Mistel-Tropfen (Mistelsaft), Anwendung: 2- bis 3-mal täglich 1 ml
- Ceres Viscum album Urtinktur, Anwendung: 1- bis 3-mal täglich 2–5 Tropfen vor oder nach dem Essen

Anwendungshinweise

- **Einnahme:** 1–2 Tassen Mazerat aus Mistelkraut täglich kurmäßig über mehrere Wochen, Präparate wie oben angegeben.
- **Nebenwirkungen:** Misteln (insbesondere die Beeren) werden als gering giftig eingestuft. Der Tee kann Unverträglichkeiten, Hautreizungen, Fieber oder Kopfschmerzen auslösen. Vor der Einnahme von Mistelpräparaten den Arzt befragen.
- **Präparate:** Mistelkraut-Tee (kann gut mit Weißdorn kombiniert werden), Tropfen, Mistelsaft, Urtinktur

OLIVENBLATT

OLEA EUROPAEA

Die Heimat des Olivenbaums sind der Mittelmeerraum und der Nahe Osten. Bei den alten Griechen wurde der Baum als Geschenk der Götter verehrt. Olivenbäume gehören zur Gattung der Ölbäume, kommen mit trockenen, kargen Böden zurecht, wachsen sehr langsam und tragen erst nach sieben Jahren erste Ernte. Sie werden etwa 10 Meter hoch und gehören zu den langlebigsten Bäumen der Erde – knorrige, 2000 Jahre alte Bäume sind keine Seltenheit. Ihre Lebenskraft übertragen sie auf ihre Früchte und Blätter. Der immergrüne Baum trägt das ganze Jahr Blätter, die oben graugrün und unten silbrig gefärbt sind. Von April bis Juni blüht er mit gelblich-weißen Blüten. Früchte und das daraus gewonnene Olivenöl **(siehe Seite 90)** sind Bausteine einer gesunden Ernährung bei Bluthochdruck. Olivenblätter verwendet man als Tee. Wirksamkeitsbestimmende Inhaltsstoffe der Blätter sind: Oleuropein – ein natürliches Antioxidans, Chlorophyll, gefäßschützende und -weitende Flavonoide (Olivin, Rutin, Hesperidin), Phenole (Kaffeesäure) und Triterpene wie die Oleanolsäure.

So hilft das Olivenblatt

- Olivenblätter wirken durch eine Verbesserung der Elastizität und eine leichte Erweiterung der Gefäße blutdrucksenkend. Das beugt Arteriosklerose vor.

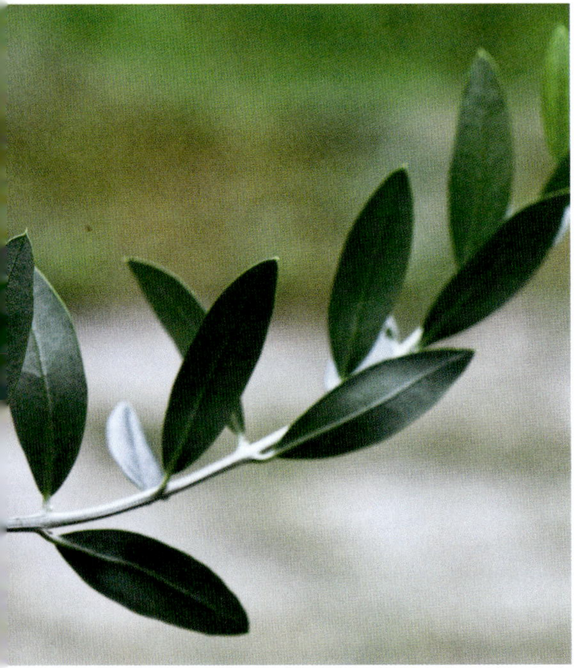

Zurückhaltende Schönheit: Auch das Blatt des Olivenbaums hat für unsere Gesundheit viel zu bieten.

Eine Studie zeigte, dass Olivenblattextrakt zur Behandlung eines mäßigen Hochdrucks fast so effektiv ist wie der ACE-Hemmer Captopril.

- Olivenblätter verhindern das Verkleben von Blutplättchen, somit kommt es zu einer leichten Blutverdünnung und die Gefahr von Thrombosen sinkt.
- Durch die Behandlung mit Olivenblattextrakt sinken die Blutfettwerte (LDL-Cholesterin und Triglyzeride), die Risikofaktoren für Herz-Kreislauf-Erkrankungen sind.
- Der blutdrucksenkende Effekt entsteht wesentlich durch die Wirkstoffe Oleuropein und Oleacein.

Selbst gemacht

Olivenblatt-Tee

1–2 TL getrocknete Olivenblätter über Nacht kalt ansetzen, am nächsten Morgen abseihen und nach Geschmack mit Honig süßen. Der Tee schmeckt heiß und kalt.

Dosierung: 3–4 Tassen täglich.

Fertigpräparate

- Olivenblatt Biotee (Sanitas), Anwendung: 3–4 Tassen täglich
- Olivenblattextrakt Kapseln hochdosiert, Oleuropein 40 % (Sunday Natural), Anwendung: 1 Kapsel mit Flüssigkeit
- Olivenblattextrakt flüssig (SinoPlaSan), Anwendung: 3-mal täglich 2,5–7,5 ml

Anwendungshinweise

Einnahme: mindestens 3 Monate lang anwenden

Nebenwirkungen: nicht bekannt

Kontraindikationen: nicht anwenden bei Gallensteinleiden und Hepatitis

Wechselwirkungen: Wegen des leicht harntreibenden Effekts sind Wechselwirkungen mit Diuretika, anderen Blutdrucksenkern und Antiarrhythmika möglich, deshalb vor Anwendung den Arzt informieren.

Präparate: Blätter zur Teezubereitung, Extrakte als Kapseln oder flüssig

WEISSDORN

CRATAEGUS OXYACANTHA

Weißdorn ist ein heimischer und hartholziger Strauch oder kleiner Baum aus der Familie der Rosengewächse. Er wird mehrere Hundert Jahre alt, wächst bis acht Meter in die Höhe, ist tiefwurzelnd, dornenreich und bildet undurchdringliche Hecken. In alten Sagen und Märchen bewahrt er Hof und Haus vor bösen Geistern, Zauber, Hexen und Krankheiten. Seit Urzeiten schützen Weißdornhecken die Felder vor starken Winden; zugleich sind sie Lebensraum für Wildtiere. Weißdorn hat herzförmige Blätter, trägt im Frühjahr weiße Blüten und im Herbst ziegelrote mehlige Beeren. Eine Schutzfunktion hat Weißdorn auch für uns Menschen: Er stärkt das Herz und hilft sowohl bei erhöhtem als auch bei niedrigem Blutdruck. Im Gegensatz zu Fingerhut (**siehe Seite 69**) ist er nicht giftig und zudem zur Langzeittherapie geeignet. Medizinisch wirksame Inhaltsstoffe von Blättern und Blüten (die Beeren haben weniger Heilkraft) sind vor allem oligomere Procyanidine (OPC), Flavonoide (Quercetin, Rutin) und Triterpensäure. Mancherorts nennt man Weißdorn auch »Baldrian des Herzens«.

So hilft Weißdorn

- Behandlung von leicht bis mittelschwer erhöhtem Blutdruck. Weißdorn senkt vermutlich die Ausschüttung von Stresshormonen über den Sympathikus (Stressnerv).
- Wird zum Leistungserhalt des Herzens (insbesondere Altersherz) und bei Herzschwäche (Stadium I und II NYHA) empfohlen, da Weißdorn die Kontraktion des Herzens verstärkt und die Durchblutung von Herzkranzgefäßen und Herzmuskel verbessert.
- Hilft bei Müdigkeit, Leistungsschwäche und Spontanschweiß durch Erschöpfung.
- Ein Presssaft aus Blüten und Blättern sorgt bei schwülem Wetter für Besserung bei Kreislaufproblemen wie Schwindel und hilft, den Blutdruck zu regulieren.
- Kann zu langsamen Herzschlag bei Arrhythmie sowie anfallsweises Herzrasen bessern.
- Seine beruhigende Wirkung hat sich bei Nervosität und Schlaflosigkeit bewährt.

Selbst gemacht

Weißdorntee

1 TL Blüten und Blätter mit 1 Tasse kochendem Wasser überbrühen, zugedeckt 15 Min. ziehen lassen, danach abseihen.

Dosierung: 2- bis 3-mal täglich 1 Tasse. Weißdorntee dient der Herzstärkung und Regulierung des Blutdrucks.

Herzwein mit Weißdorn und Melisse

250 g Weißdornbeeren mit einem Mörser zerstoßen und in ein großes Ansatzglas mit Schraubverschluss füllen. Die Schale von 1 Bio-Orange, 1 Zimtstange und 30 g Melissenblätter hinzufügen. Dann mit 1 l Rotwein (Bio) aufgießen, etwa drei Wochen an einem

warmen Ort ziehen lassen und das Glas täglich schütteln. Anschließend den Wein abseihen und in eine dunkle Flasche abfüllen. Haltbarkeit etwa sechs Monate.
Dosierung: 1 Likörgläschen täglich, am besten nach dem Essen. Der Wein stärkt das schwache Altersherz, gleicht Blutdruckschwankungen aus und beruhigt.

Fertigpräparate

- Crataegutt® Herz-Kreislauf-Tabletten (Tropfen), Anwendung: nach Packungsbeilage
- Schoenenberger® Weißdorn, Naturreiner Heilpflanzensaft, Anwendung: 3-mal täglich 10 ml
- Salus Weißdorn Kräutertropfen, Anwendung: 3-mal täglich 2 ml

Traditionelle Heilpflanze bei Herz-Kreislauf-Beschwerden. Weißdorn ist auch als Presssaft erhältlich.

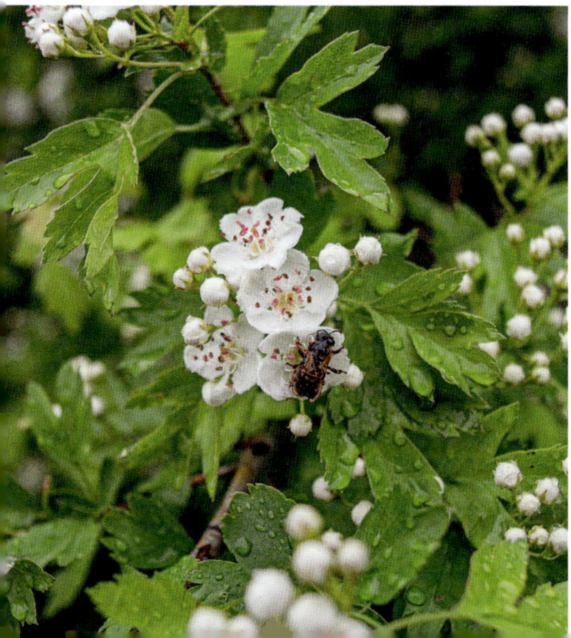

Anwendungshinweise

Einnahme: langfristig möglich
Nebenwirkungen: sehr selten milde Magen-Darm-Beschwerden, Schwäche, Schwindel in leichter Ausprägung
Kontraindikationen: nicht bekannt
Wechselwirkungen: Kann die Wirkung von Herzglykosid-Medikamenten verstärken.
Präparate: Tee, Tinktur, Heilpflanzensaft/Elixier, Medizinalwein, Tabletten

KOMBINATIONSMITTEL

Auf dem Markt gibt es pflanzliche Kombinationsmittel, die die Vorteile mehrerer Heilpflanzen vereinen. Die Liste hier ist eine Auswahl, es gibt wie bei fast allen in diesem Buch empfohlenen Fertigpräparaten ähnliche Mittel anderer Hersteller **(siehe Seite 126)**. Ihr Apotheker, Heilpraktiker oder Arzt berät Sie, welches Mittel für Sie das beste ist.

- ANTIHYP Traditionell Schuck, Mischung aus Birken- und Olivenblättern, Weißdorn, Mistelkraut, Anwendung: 1–2 Tabletten täglich während des Essens mit viel Wasser
- KMW Knoblauch-Mistel-Weißdorn Kapseln, Kräuterhaus Sanct Bernhard, Anwendung: 3-mal täglich 1–2 Kapseln
- Blutdruck Presslinge, Bärbel Drexel, Mischung aus Kalium, Kakaopulver, Kräuterpulvermischung, Magnesium, Granatapfel, Acerolasaftpulver, Olivenextrakt, Inulin, Anwendung: 3-mal täglich 2 Presslinge zu den Mahlzeiten mit ausreichend Flüssigkeit

GRENZEN DER SELBSTMEDIKATION

Es ist grundsätzlich sinnvoll, eine Medikation mit Pflanzenpräparaten mit einem kräuterkundigen Therapeuten zu besprechen. Sollten sich Ihre Beschwerden verschlimmern, lange anhalten oder sehr akut sein, suchen Sie bitte einen Arzt oder Heilpraktiker auf. Eventuell muss auch die Dosierung individuell auf Ihre Bedürfnisse angepasst werden. Schwangere, Stillende und Menschen mit Vorerkrankungen sollten vor Selbstmedikation oder Einnahme von Nahrungsergänzungsmitteln den Arzt konsultieren.

PFLANZLICHE AQUARETIKA

Harntreibende Medikamente (**Diuretika, siehe Seite 41**) gehören, wie bereits erwähnt, zur Standardtherapie bei Bluthochdruck. Es gibt aber auch Heilpflanzen, die eine vermehrte Wasserausscheidung bewirken. Sie können unter Umständen die Wirkung pflanzlicher Blutdrucksenker unterstützen und verstärken. Anders als synthetische Medikamente wirken sie, ohne zu einem Verlust von Elektrolyten zu führen. Die Wasserausscheidung dieser Aquaretika ist niedriger als bei synthetischen Diuretika. Sie sind für die Langzeittherapie geeignet und empfehlenswert für Patienten mit leichtem bis mittelschwerem Bluthochdruck und einer Herzschwäche Grad I bis II. Wassereinlagerungen, hervorgerufen durch starke Niereninsuffizienz oder starke Herzschwäche, können damit nicht behandelt werden.

Für die Zubereitung von aquaretisch wirkenden Tees gilt generell: Sie sollen länger als üblich, also etwa 15–30 Minuten zugedeckt ziehen und öfter umgerührt werden. Harntreibende Tees möglichst nicht abends trinken, das erspart nächtliche Toilettengänge. Einige dieser pflanzlichen Aquaretika stelle ich Ihnen im Folgenden vor:

BIRKE

BETULA PENDULA

Birkenbäume gelten als Symbol des Frühlings und des wiedererwachten Lebens. Der Baum mit der weißen Rinde steht oft an Waldrändern, in lichten Laub- und Nadelwäldern oder er säumt Alleen. Von den über 40 Arten dominiert bei uns die Hängebirke (Betula pendula). Der filigrane Baum kann bis zu 30 Meter hoch werden und trägt im Frühjahr hellgrüne rautenförmige Blätter. Sie regen die Funktion der Nieren an, weshalb die Birke mancherorts auch als »Nierenbaum« bezeichnet wird. Die Blätter enthalten Flavonoide, ätherische Öle, Saponine, Gerb- und Bitterstoffe, entzündungshemmende Salicylate, Vitamin C und Mineralstoffe (Kalium, Kalzium). Sie sollten sie im April sammeln. Dann ist auch die beste Zeit für eine Birkenkur.

Selbst gemacht

Birkenblättertee

2 TL (2 g) getrocknete Birkenblätter mit 1 Tasse siedendem Wasser übergießen, 15 Minuten ziehen lassen. Dosierung: Mehrmals täglich 1 Tasse bis zur maximalen Gesamtmenge von 1 Liter trinken.

Anwendungshinweise

Einnahme: Tee **(siehe oben)**,
Presssaft 2- bis 3-mal täglich 15 ml
Nebenwirkungen: nicht bekannt
Kontraindikationen: Ödeme aufgrund eingeschränkter Herz- und Nierenfunktion
Wechselwirkungen: nicht bekannt
Präparate: Birkenblätter zur Teezubereitung (Aurica, Bombastus, Salus, Sidroga), Schoenenberger® Presssaft Birke

Junge Birkenblätter für einen wohltuenden Tee können Sie im Frühling bei einem Spaziergang selbst sammeln.

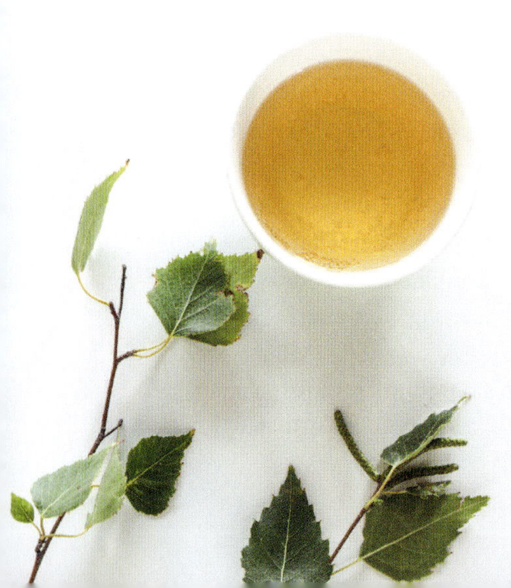

BRENNNESSEL

URTICA DIOICA

Oft als Unkraut bezeichnet, ist die Brennnessel in Wahrheit eine bedeutende Heilpflanze. Die »Nierenpflanze« ist ideal für den müden, verschlackten und übersäuerten Menschen, der entgiften möchte. Sie ist für die Langzeittherapie geeignet und unterstützt den Körper bei leichtem bis mittelschwerem Bluthochdruck, Herzschwäche Grad I bis II, leichten Stauungsödemen oder Übergewicht. Sie hat harntreibende, entzündungshemmende und blutbildende Eigenschaften. Die oberirdischen Teile sind reich an Mineralsalzen (Kieselsäure, Kalium, Eisen) und Flavonoiden.

Selbst gemacht

Brennnesseltee

2 TL (2 g) getrocknete Blätter mit 1 Tasse siedendem Wasser übergießen, 10–15 Minuten ziehen lassen. 3–4 Tassen täglich trinken.

Anwendungshinweise

Einnahme: Tee **(siehe oben)**, Presssaft:
3-mal 10 ml verdünnt in etwas Wasser
Nebenwirkungen: Allergische Reaktionen sind bei Histaminintoleranz möglich.
Kontraindikationen: Ödeme aufgrund eingeschränkter Herz- und Nierenfunktion
Wechselwirkungen: nicht bekannt
Präparate: Blätter für die Teezubereitung (Aurica, Bombastus, Salus, Sidroga), Schoenenberger® Brennnesselsaft

GOLDRUTE

SOLIDAGO VIRGAUREA

Die Echte Goldrute ist in großen Teilen Europas heimisch und wächst auf Magerwiesen oder in lichten Laubwäldern. Das mehrjährige Korbblütengewächs wird etwa 1 Meter hoch und leuchtet von Weitem mit sattgelben Blütenköpfchen. Die Goldrute wirkt leistungssteigernd auf die Nieren, ist flüssigkeitsausschwemmend, entzündungshemmend und leicht krampflösend. Hauptwirkstoffe sind Flavonoide und Triterpensaponine (Virgaurea-Saponine) sowie Phenolglykoside.

Selbst gemacht

Goldrutentee
1 TL (3 g) getrocknetes Goldrutenkraut mit 1 Tasse siedendem Wasser übergießen, 20 Minuten ziehen lassen. 2–4 Tassen täglich trinken

Anwendungshinweise

Einnahme: Tee (**siehe oben**), Tinktur: 1-mal täglich 15 ml in 200 ml Wasser
Nebenwirkungen: nicht bekannt
Kontraindikationen: Ödeme aufgrund eingeschränkter Herz- und Nierenfunktion, chronische Nierenentzündungen
Wechselwirkungen: nicht bekannt
Präparate: Goldrutenkraut zur Teezubereitung (Aurica, Bombastus, Salus, Sidroga), Tinktur (Wellnest Herbazeutika), Solidacur 600 mg (Rodisma)

HAUHECHEL

ONONIS SPINOSA

Auf mageren Weideflächen sieht man im Hochsommer die rosafarbenen Schmetterlingsblüten der Dornigen Hauhechel aufragen. Die Heilpflanze liebt warme, durchlässige und kalkhaltige Böden. Dank ihrer langen spitzen Dornen wird sie vom Vieh gemieden. Die Menschen haben den Nutzen des Zwergstrauchs jedoch schon früh erkannt. Die flavonoid- und saponinhaltige Wurzel gilt als wassertreibendes Mittel. Hauhechelwurzeln sind mild harntreibend, ohne die Nieren zu reizen. Ihre Einnahme steigert die Urinmenge um bis zu 20 Prozent.

Selbst gemacht

Hauhecheltee
1 TL (3 g) getrocknete Hauhechelwurzel mit 1 Tasse siedendem Wasser übergießen, 20–30 Minuten ziehen lassen. 2–4 Tassen täglich trinken. Zusätzlich viel Wasser trinken.

Anwendungshinweise

Einnahme: Tee (**siehe oben**)
Nebenwirkungen: nicht bekannt
Gegenanzeigen: Ödeme aufgrund eingeschränkter Herz- und Nierenfunktion
Wechselwirkungen: nicht bekannt
Präparate: Hauhechelwurzel zur Teezubereitung (Bombastus, Caleo, Klenk, A. Weltecke), Kombipräparat: Biofax® (Birkenblätter, Hauhechelwurzel, Bohnenschalen)

LIEBSTÖCKEL

LEVISTICUM OFFICINALE

Der auch als Maggikraut bekannte Liebstöckel ist eine typische Pflanze des rustikalen Bauerngartens. Er wächst mehrjährig, ist winterhart, gehört zur Familie der Doldenblütler und ist nicht nur Küchenkraut, sondern auch Heilpflanze. Dank seiner ätherischen Öle, Cumarine, Bitterstoffe und Phenolcarbonsäuren wirkt der Liebstöckel krampflösend, harntreibend und durchblutungsfördernd.

Selbst gemacht

Liebstöckeltee

1 TL (2,5 g) getrocknete Liebstöckelwurzel mit 1 Tasse siedendem Wasser übergießen, bedeckt 15 Minuten ziehen lassen. Täglich 2-mal 1 Tasse zwischen den Mahlzeiten trinken. Auf ausreichende zusätzliche Flüssigkeitszufuhr achten.

Anwendungshinweise

Einnahme: Tee (**siehe oben**), als Küchenkraut
Nebenwirkungen: Bei längerer Anwendung Hautveränderungen möglich.
Gegenanzeigen: Schwangerschaft, Ödeme aufgrund eingeschränkter Herz- und Nierenfunktion. Nicht überdosieren, da nierenreizend, und nicht bei akuten Entzündungen der Nieren anwenden.
Wechselwirkungen: nicht bekannt
Präparate: Wurzel zur Teezubereitung (Galsters Kräuter, Herbathek, NaturKräuter)

PETERSILIE

PETROSELINUM CRISPUM

Die Petersilie ist eine zweijährige Pflanze aus der Familie der Doldenblütengewächse und kommt ursprünglich aus dem Vorderen Orient. Dank ihrer ätherischen Öle, Flavonoide und Mineralstoffe (Kalium) wirken Blatt und Wurzel harntreibend. Nehmen Sie Wurzel und Kraut für den Tee oder reichlich frische Blattpetersilie zum Würzen von Quark, Salaten, Eierspeisen, Kartoffeln und Gemüsegerichten. Eine therapeutische Dosis wird dadurch jedoch meist nicht erreicht. Trocknen ist weniger empfehlenswert, denn dadurch kommt es zu Wirkstoffverlusten.

Selbst gemacht

Petersilientee

1 TL (2 g) getrocknete Blätter und Wurzeln mit 1 Tasse siedendem Wasser übergießen, 15 Minuten ziehen lassen. 2–3 Tassen täglich trinken. Das Kraut ganzjährig, die Wurzel im Herbst ernten. Auf ausreichende Flüssigkeitszufuhr achten.

Anwendungshinweise

Einnahme: als Tee (**siehe oben**), Presssaft, Wein, Küchenkraut
Nebenwirkungen: In seltenen Fällen treten allergische Haut- und Schleimhautreizungen auf; insbesondere bei sehr hellhäutigen Menschen sind auch phototoxische Hautreaktionen möglich.

Gegenanzeigen: Schwangerschaft, entzündliche Nierenerkrankungen, Ödeme aufgrund eingeschränkter Herz- und Nierenfunktion. Nicht überdosieren, da nierenreizend, und nicht bei akuten Entzündungen der Nieren anwenden.
Wechselwirkungen: nicht bekannt
Präparate: Petersilienwurzel zur Teezubereitung (Galsters Kräuter), Schoenenberger® Petersilien Presssaft, Herzwein nach Hildegard von Bingen (**siehe Seite 118**).

SCHACHTELHALM

EQUISETUM ARVENSE

Schachtelhalme gehören zu den alten und primitiven Pflanzen der Urzeit. Ihre Gestalt erinnert etwas an kleine Tannenbäume. Verwenden Sie nur Ackerschachtelhalm (Zinnkraut) für Heilzwecke, denn es gibt auch giftige Schachtelhalme. Zinnkraut ist mit einem weit verzweigten Wurzelwerk tief unten in der Erde verankert. Die in der Pflanze enthaltene Kieselsäure und Flavonoide bewirken im Körper eine Steigerung der Urinmenge. Schachtelhalme sind bindegewebsfestigend und etwas stoffwechselanregend. Beste Erntezeit ist von Mai bis Juli.

Selbst gemacht

Schachtelhalmtee
1 EL (2 g) getrocknete Schachtelhalme in 150 ml Wasser 15 Min. kochen lassen, dann weitere 15 Minuten ziehen lassen, anschließend abseihen. 2–3 Tassen täglich zwischen den Mahlzeiten trinken oder ein Tuch mit lauwarmem Tee tränken, auswringen und etwa 20 Minuten auf die Nierengegend auflegen.

Anwendungshinweise

Einnahme: Tee (**siehe oben**), Presssaft: 3-mal täglich 20 ml
Nebenwirkungen: nicht bekannt
Gegenanzeigen: Ödeme aufgrund eingeschränkter Herz- und Nierenfunktion
Wechselwirkungen: nicht bekannt
Präparate: Ackerschachtelhalmkraut-Tee (Aurica, Bombastus, Salus, Sidroga), Schoenenberger® Zinnkraut-Presssaft

Der Schachtelhalm, auch bekannt als Zinnkraut, wird erfolgreich in der Osteoporose-Prophylaxe eingesetzt.

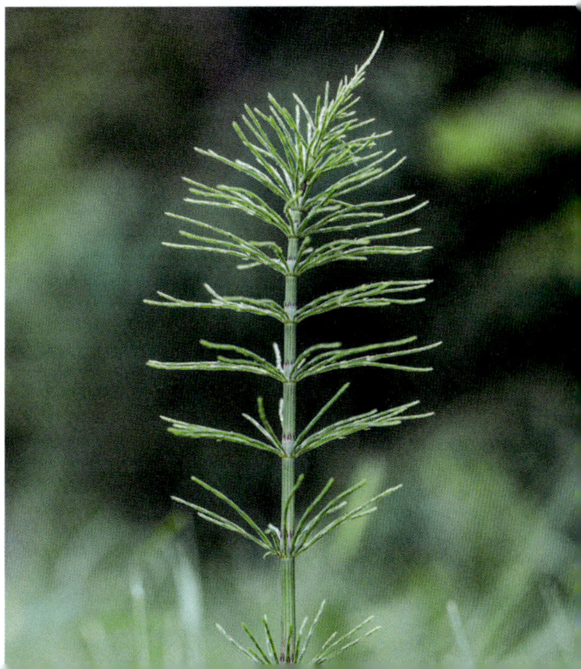

PSYCHE & HOHER BLUTDRUCK

Bluthochdruck kann auch durch seelische Belastungen entstehen oder verstärkt werden. Stress und Überforderung sind heutzutage Massenphänomene, die den Blutdruck in die Höhe treiben. Wenn diese Ursachen im Vordergrund stehen, können Heilpflanzen die Therapie wirkungsvoll unterstützen.

BALDRIAN

Baldrian, eine schlanke heimische Staude mit cremeweißen bis rosafarbenen Blüten, wächst vorzugsweise an feuchten Bachufern und gilt seit jeher als Seelentröster. Abends eingenommen, entfaltet Baldrian bei Anspannung und Schlaflosigkeit seine schlaffördernde Wirkung. Zudem entspannt er, weshalb sich der Puls normalisiert und Bluthochruck natürlich gemildert werden kann. Baldrian erhöht die Ausschüttung von GABA (Gamma-Aminobuttersäure), einem beruhigenden Neurotransmitter. Vorsichtshalber sollten Sie nach Baldriananwendungen keine Maschinen bedienen und nicht Auto fahren.
Anwendung: Baldrianwurzel geschnitten als Tee (1 TL auf 1 Tasse Tee, 10–15 Minuten ziehen lassen, danach abseihen), Dragees, Tabletten. Dosis: 1–3 Tassen Tee täglich, Fertigpräparate nach Packungsbeilage.
Das Kombipräparat Seda-Plantina (Klosterfrau) reduzierte in einer Studie durch Stress bedingten Bluthochdruck bei annähernd 400 Patienten um 12 mmHg systolisch und um 6,5 mmHg diastolisch.

MELISSE

Melisse wird wegen des frischen Duftes oft auch Zitronenmelisse genannt. Zubereitungen aus den Blättern verhelfen dank der ätherischen Öle zu mehr Gelassenheit, sie entspannen die Gefäße, sind ein mildes pflanzliches Beruhigungsmittel und vor allem für empfindliche und nervöse Menschen zu empfehlen. Die Melisse ist für alle von Vorteil, die schnell mit einer Überreaktion des Sympathikus (Stressnerv) reagieren. Melisse ist gut verträglich. Allerdings können langfristige Melissenanwendungen die Funktion der Schilddrüse etwas bremsen.
Anwendung: Vorzugsweise frische Melissenblätter als Tee (1–3 TL auf 1 Tasse Tee, 10 Minuten zugedeckt ziehen lassen, danach abseihen). Dosis: 1–3 Tassen über den Tag verteilt, die letzte Tasse vor dem Schlafengehen.

LAVENDEL

Echter Lavendel wächst überwiegend in den Bergen der Provence. Er kann aber auch bei uns in Gärten mit sonnigen Standorten angebaut werden. Das Kraut (Blätter und violette

Blüten) ist ein Heilmittel bei Ängsten, nervöser Übererregung und nervös bedingten Kreislaufbeschwerden. Bei zahlreichen wissenschaftlichen Studien wurde eine Verstärkung der GABA-Wirkung festgestellt, welche zur Blutdrucksenkung beiträgt. Andere Stoffe aktivieren Kaliumkanäle, die die glatten Muskeln in den Gefäßen entspannen. Andererseits wirkt Lavendel bei niedrigem Blutdruck erfrischend und belebend.
Anwendung: Lavendelkraut als Tee (1 TL auf 1 Tasse Tee, 5–10 Minuten ziehen lassen, danach abseihen). Dosis: 1–3 Tassen täglich oder als Urtinktur bis zu 3-mal täglich 5 Tropfen einnehmen.

PASSIONSBLUME

Die hübsche Kletterpflanze stammt aus dem Arzneischatz Mittel- und Südamerikas. Sie ist ein gutes Beruhigungsmittel für den Tag. Herzneurosen, Kreislaufstörungen und ein leicht erhöhter Blutdruck gehören zu den klassischen Indikationen für die Passionsblume. Wertgebende Inhaltsstoffe sind Flavonoide. Die Passionsblume (Passiflora) ist gut verträglich und auch für ältere Menschen geeignet. Lediglich Schwangere sollten vorsichtig mit der Einnahme sein.
Anwendung: Sirup (Passiflora Nerventonikum, WALA) oder geschnittenes Kraut als Tee (1 TL auf 1 Tasse Tee, 10 Minuten ziehen lassen, danach abgießen). Dosis: 2–3 Tassen Tee täglich. Nach 6 Wochen pausieren. Fertigpräparat nach Packungsbeilage.

JOHANNISKRAUT

Johanniskraut ist ein Stimmungs-Allrounder, hilfreich bei depressiven Zuständen, Überforderung, Ängsten sowie erhöhtem Blutdruck. Da Johanniskrautanwendungen mit einigen Medikamenten eine Wechselwirkung zeigen (unter anderem mit Blutverdünnern und Blutdrucksenkern), sollten Sie vor einer Anwendung den Arzt befragen.
Anwendung: Geschnittenes Kraut (Blätter und Blüten) als Tee (1 TL auf 1 Tasse Tee, 5 Minuten ziehen lassen, danach abseihen). Dosis: Morgens und abends jeweils 1 Tasse trinken, fortfahren bis zur vollständigen Besserung der Beschwerden.

TEEMISCHUNG ZUM ENTSPANNEN

Lavendel-, Melissen- und Passionsblumenkraut zu gleichen Teilen in der Apotheke mischen lassen. 1 TL der Mischung mit 250 ml siedendem Wasser überbrühen und nach etwa 8 Minuten abseihen. 2–3 Tassen täglich in kleinen Schlucken getrunken sorgen für Entspannung.

TEEMISCHUNG FÜR SCHLAFLOSE

30 g Weißdornblüten und -blätter, 30 g Lavendelblüten und 40 g Baldrianwurzel in der Apotheke mischen lassen. Von dieser Mischung 1 TL mit ¼ Liter kochendem Wasser übergießen und 7–8 Minuten ziehen lassen. Davon 2–3 Tassen täglich trinken, die letzte Tasse etwa eine halbe Stunde vor dem Schlafengehen genießen.

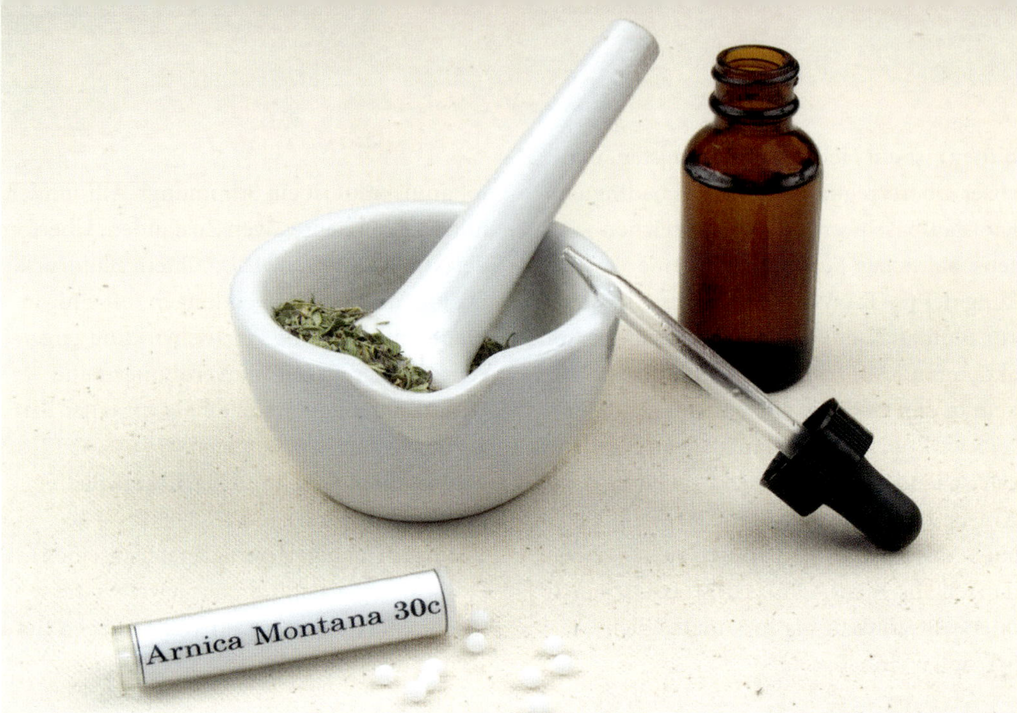

HOMÖOPATHISCHE HELFER

Die Homöopathie ist ein eigenständiges Therapieverfahren mit dem Ziel, die Selbstheilungskräfte des Körpers zu stimulieren. Sie wird als Reiz- und Regulationstherapie aufgefasst. Homöopathische Arzneimittel sind gut verträglich und können ergänzend zu schulmedizinischen und pflanzlichen Medikamenten eingesetzt werden. Wichtig ist, das passende Mittel für jeden Patienten und seine Symptome zu finden. Menschen, die dieser Therapieform vertrauen, leben oft sehr bewusst, achten auf ihren Körper und erkennen Warnsignale schon früh. Doch ist die Homöopathie kein Allheilmittel und hat wie andere Therapieformen auch ihre Grenzen. Bei dauerhaft stark erhöhtem Blutdruck sind homöopathische Medikamente nur eine begleitende Therapieoption.

MITTEL DER HOMÖOPATHIE

»Wähle … in jedem Krankheitsfall eine Arznei, welche ein ähnliches Leiden auslösen kann als sie heilen soll.« Oder kürzer gesagt: »Ähnliches wird durch Ähnliches geheilt« – das ist das Prinzip der Homöopathie. Der deutsche Arzt Samuel Hahnemann (1755–1843) gilt als Begründer dieser Lehre, obgleich schon in der Antike Heilkonzepte auf dem Ähnlichkeitsprinzip basierten. Die Auswahl der Mittel erfolgt aufgrund von individuellen Symptomen sowie typischen Merkmalen einer Krankheit. »Beobachten, Nachdenken und Erfahrung« sind nach den Worten Hahnemanns die Grundlagen der Homöopathie.

Leitsymptome erkennen

Die Wahl des richtigen Mittels ist nicht immer einfach, weshalb für die Selbstmedikation Komplexmittel **(siehe Seite 72)** eine gute Alternative sein können. Mehrere Arzneistoffe werden dabei zu einem Medikament vereint und können rasch und effektiv eingesetzt werden. Bei Komplexmitteln finden Sie Indikationen auf der Packungsbeilage, Einzelmittel werden nach sogenannten Leitsymptomen ausgewählt. Die Beschwerden, die Sie am meisten belasten, leiten Sie zu dem Mittel, das genau diese Symptome bei einem Gesunden hervorrufen würde (Prinzip der Ähnlichkeit). Die Hauptbeschwerden, gegen die ein Mittel eingesetzt wird, sind deshalb die Leitsymptome. Je mehr Ihrer Krankheitszeichen sich mit den Leitsymptomen des Mittels decken, desto wahrscheinlicher handelt es sich um das passende Arzneimittel. Dazu gibt es Modalitäten (lat. modus = Art, Weise), die sich auf das Krankheitsgeschehen oder das Allgemeinbefinden auswirken. Ruhe, frische Luft, Bewegung und Konstitutionstypen gehören dazu und dienen der Mittelfindung.

Potenz & Dosierung

Homöopathische Arzneimittel werden überwiegend aus Pflanzen, Pilzen, Mineralien und Metallen gewonnen. Teilweise sind die Substanzen in ihrer Reinform hochgiftig, verlieren jedoch durch das sogenannte Potenzieren ihre toxische Wirkung. Durch schrittweises Verdünnen und Verschütteln entstehen die unterschiedlichen Potenzen. Ein Mittel gilt in der Homöopathie als umso wirksamer, je stärker es potenziert und damit verdünnt wurde. Für die Selbstmedikation haben sich die Potenzen D6 oder auch D12 bewährt. Die Arzneimittel werden meist in Form von Globuli, Tabletten oder auch alkoholischen Tropfen verabreicht. Alle Darreichungsformen langsam im Mund zergehen lassen oder gut einspeicheln. Eine Dosierung von bis zu dreimal täglich 5 Globuli, 1 Tablette oder 5 Tropfen zwischen den Mahlzeiten hat sich bewährt. Auf Kaffee, Pfefferminze (auch in der Zahnpasta) oder Alkohol sollten Sie verzichten oder diese Substanzen zumindest zeitversetzt von 1–2 Stunden einnehmen, da sie die Wirkung homöopathischer Medikamente mindern. Wenn keine Besserung erfolgt oder sich die Beschwerden gar verschlimmern, suchen Sie bitte einen Homöopathen auf. Er kümmert sich um eine ausführliche Anamnese und eine individuelle Mittelwahl. Generell gilt: Sobald sich die Symptome bessern, sollen die Arzneimittelgaben reduziert werden. Nachfolgend habe ich einige Einzel- und Komplexmittel ausgewählt, die bei Bluthochdruck infrage kommen. Eine kurze Beschreibung mit Blick auf Bluthochdruckbeschwerden soll die Wahl des passenden Mittels wie auch die Abgrenzung zu anderen Mitteln ermöglichen. Zeigt sich nach 14 Tagen Anwendung keine Besserung, sollte ein anderes Mittel gewählt werden.

ACONITUM

ACONITUM NAPELLUS D30

Der Blaue Eisenhut, auch Sturmhut genannt, ist ein heimischer Bergbewohner und eine traditionelle Arzneipflanze. Das Hahnenfußgewächs ist durch den hohen Alkaloidgehalt stark giftig und steht zudem unter Naturschutz. Sie finden die hübsche Pflanze selten noch an Bachufern oder auf feuchten Wiesen.

Leitsymptome und Hinweise zur Anwendung bei Bluthochdruck:

- Beschwerden, die stürmsich, plötzlich und heftig beginnen. Deshalb kann Aconitum auch als therapiebegleitendes Notfallmittel bei spontan einsetzenden, durch Ärger oder Schreck ausgelösten Bluthochdruckkrisen gewählt werden.
- Der Patient hat Begleitsymptome wie Angst, Panik, Herzklopfen, Kopfschmerzen und Schwindel und reagiert überempfindlich auf Geräusche und Gerüche.
- Das Mittel passt gut zu robusten, kräftigen und vollblütigen Menschen.
- Anwendung als Notfallmittel in der Potenz D30 10 Kügelchen gelöst in Wasser, schluckweise trinken bis zur Besserung.
- Eine Besserung der Beschwerden erfolgt an der frischen Luft und in Ruhe.

ARNIKA/ BERGWOHLVERLEIH

ARNICA MONTANA

Die dottergelben Blüten der Arnika leuchten auf den Gebirgswiesen der Alpen. Das Korbblütengewächs wird in der Pflanzenheilkunde und Homöopathie verwendet und ist eine Heilpflanze ersten Ranges. Arnika steht in vielen Ländern unter Naturschutz. Neben der Anwendung bei Verletzungen, Unfällen und nach Operationen gehört auch Bluthochdruck zu den Indikationen.

Leitsymptome und Hinweise zur Anwendung bei Bluthochdruck:

- Chronischer Hochdruck mit Gewebeschäden ausgelöst durch Arteriosklerose, begleitet von einem Gefühl der Abgeschlagenheit und Mattigkeit. Anwendung in der D12 täglich 5 Globuli bis zur Besserung.
- Heißer, roter Kopf, kalter Körper, drückender Kopfschmerz.

- Herzklopfen und Nasenbluten mit dunklem Blut nach jedem Hustenanfall und nach körperlicher Anstrengung.
- Ohrensausen, das sich wie Schläge anhört.
- Benommenheit, Schwindel (Patient sieht Gegenstände herumwirbeln), unregelmäßiger und eher schwacher Puls.
- Akuter Bluthochdruck nach einem Schockerlebnis, Arnika wirkt kreislaufregulierend und weitet etwas die Blutgefäße. Anwendung in der Potenz C30 3–5 Globuli im Abstand von 12 Stunden, 3 Gaben.
- Arnika-Patienten sind oft überempfindlich, lehnen Hilfe ab und spielen die Beschwerden herunter.

FINGERHUT, ROTER

DIGITALIS PURPUREA D12

Der Rote Fingerhut ist im westlichen Europa beheimatet und wird auch gerne in Gärten gepflanzt. Einige nennen ihn »Schutzengel der Herzkranken«. Das Digitoxin, also das Fingerhutgift, ist das Herzmedikament Nummer eins, darf wegen starker Giftigkeit aber nur in homöopathischer Dosierung angewendet werden.

Leitsymptome und Hinweise zur Anwendung bei Bluthochdruck:

- Langsamer, unregelmäßiger Puls.
- Schlaflosigkeit infolge von Herzschmerzen und Atemnot.
- Starkes Herzklopfen, stechende Herzschmerzen bei körperlicher Anstrengung.
- Herzinsuffizienz mit Wassereinlagerungen.
- Patienten sind oftmals ängstliche, missmutige, trübsinnige und verzagte Menschen, die die Einsamkeit lieben.
- Eine Besserung der Symptome erfolgt im Freien an der frischen Luft, eine Verschlechterung nach Essen und Erhitzung.

GOLD

AURUM METALLICUM D6/D12

Aurum metallicum wird auf Basis von echtem Gold hergestellt. Für die Zubereitung der homöopathischen Tinktur, der Globuli und Tabletten in unterschiedlichen Potenzierungen wird sehr feines Goldpuder verwendet. Aurum metallicum wirkt auf das Nervensystem, den Verdauungstrakt, die Atemwege sowie auf das Herz und den Kreislauf.

Leitsymptome und Hinweise zur Anwendung bei Bluthochdruck:

- Arteriosklerose, Verhärtung drüsiger Organe (Brust, Schilddrüse).
- Herzklopfen mit raschem, teilweise unregelmäßigem Puls, rotes Gesicht.
- Gemüt: depressiv, mutlos, ängstlich, starke Stimmungsschwankungen.
- Dröhnende Kopfschmerzen mit hochrotem Kopf, besonders nachts und auf der rechten Seite.
- Eine Besserung der Beschwerden erfolgt durch frische Luft und langsame Bewegung. Nachts und bei Kälte verschlechtern sich die Beschwerden.

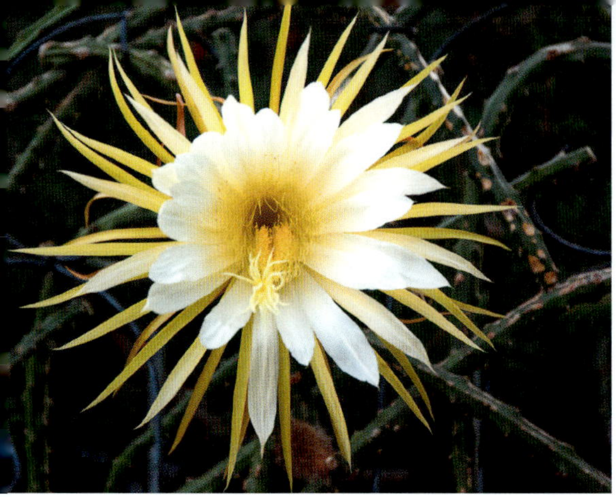

Wüstenblume: Indianer nutzten die kerzengeraden Stängel der Königin der Nacht getrocknet als Fackel.

KÖNIGIN DER NACHT

CACTUS/SELENICEREUS GRANDIFLORUS D6/D12

Diese Kaktusart ist in den Wüsten und Halbwüsten Zentralamerikas beheimatet. In der Heilkunde der indigenen Völker kennt man ihre Wirkung auf das Herz und die Gefäße. Heutzutage sind nur noch homöopathische Anwendungen üblich. Cactus wirkt vor allem gefäßerweiternd, es senkt den Blutdruck (auch diastolisch) und die Herzfrequenz.

Leitsymptome und Hinweise zur Anwendung bei Bluthochdruck:

- Krämpfe der Muskulatur vorwiegend rechtsseitig: Zusammenschnürungsgefühl im Herzen (als würde sich das Herz umdrehen), in den Bronchien (Erstickungsgefühl), in der Speiseröhre (Würgereiz), im Unterleib und den Gefäßen.
- Schwindel mit Blutandrang zum Kopf.
- Kopfschmerzen (pulsierend, vorwiegend rechtsseitig) und Migräne mit Blutandrang zum Kopf (damit oft verbunden sind Gesichtsröte, Ohrensausen, das sich wie fließendes Wasser anhört, Nasenbluten).
- Patienten sind oft wortkarg und/oder schlecht gelaunt.
- Die Symptome bessern sich im Freien, im Sitzen und in Ruhe, verschlechtern sich im Liegen auf der linken Seite und nach dem Genuss von Alkohol.

RAUWOLFIA/INDISCHE SCHLANGENWURZEL

RAUWOLFIA SERPENTINA D6

Die Wurzeln der Rauwolfia – ein immergrüner Strauch aus der Familie der Hundsgiftgewächse – werden bereits seit Jahrhunderten in der indischen Medizin verwendet, seit Anfang des 18. Jahrhunderts auch in Europa. Der Einsatz von Rauwolfia ist wegen giftiger Alkaloide wie Reserpin jedoch nur in stark verdünnter Form sinnvoll, weshalb zur Selbstmedikation nur homöopathische Verdünnungen infrage kommen. Es sind aber genau diese Alkaloide, die in geringer Dosis den Blutdruck senken und beruhigend wirken.

Leitsymptome und Hinweise zur Anwendung bei Bluthochdruck:

- Erhöhter Blutdruck, begleitet von depressiven Verstimmungen.
- Herzbeschwerden: Herzklopfen, unregelmäßiger Herzschlag, Herzstiche.

- Müdigkeit trotz innerer Unruhe, Abgeschlagenheit, Konzentrationsprobleme.
- Hitzewallungen am Kopf bei kalten Füßen.
- Blutungsneigung, vor allem Nasenbluten.
- Klebriger und übelriechender Schweiß.
- Besserung an der frischen Luft, Wärme und geschlossene Räume verschlechtern die Beschwerden.

SCHWEFEL

SULFUR D6

Der potenzierte Schwefel (ein Element in der Natur) ist eines der wichtigsten Mittel in der Homöopathie. Er dient zur Reinigung und Entgiftung des Körpers und hat ein breites Anwendungsspektrum. Dazu zählen akute und chronische Erkrankungen wie Bluthochdruck, der oftmals durch Ablagerungen in den Gefäßen verursacht wird.

Leitsymptome und Hinweise zur Anwendung bei Bluthochdruck:

- Chronische Entzündungen mit starkem Juckreiz und geröteter trockener Haut. Bei Hautproblemen sind Erstverschlimmerungen nach Sulfur-Gaben möglich.
- Heißhunger gegen 11:00 Uhr.
- Normalisiert einen zu starken Herzschlag und entlastet somit den Blutkreislauf.
- Wirkt gut bei trägen und erschöpften Menschen mit wenig Vitalität.
- Verbesserung an der frischen Luft, Liegen auf der rechten Seite; Verschlechterung durch Baden und feuchte Anwendungen.

STROPHANTHUS

STROPHANTHUS GRATUS/KOMBE D6

Der zu den Liliengewächsen gehörende und kletternde Strauch wächst in heißen Wäldern Ostafrikas. Dort wird Strophanthus von der indigenen Bevölkerung auch zur Herstellung von Pfeilgift verwendet. Im Samen der Pflanze befindet sich hoch konzentriert das Alkaloid Strophanthin. Strophanthin wirkt ähnlich wie Digitalis als Stärkungsmittel für das Herz. Die dadurch erzielte bessere Auswurfleistung des Herzens entspannt das Gefäßsystem. Potenzen bis D3 sind verschreibungspflichtig.

Leitsymptome und Hinweise zur Anwendung bei Bluthochdruck

- Erhöhter Blutdruck aufgrund von Arteriosklerose.
- Nervöse Herzbeschwerden mit Engegefühl in der Brust, Rhythmusstörungen des Herzens, Herzklopfen, Angina pectoris, beschleunigter wie auch verlangsamter Puls. Strophanthus Globuli können bei funktionellen Herzbeschwerden gut mit Baldrian-Zubereitungen kombiniert werden.
- Wassereinlagerungen in den Beinen, in der Lunge oder generalisiert, Atemnot bei Anstrengung.
- Gerötetes Gesicht, scharlachrote Lippen.
- Psyche: Lampenfieber, Erwartungsangst, seelische Belastungen.
- Schlaflosigkeit aufgrund der Herzunruhe.
- Die Beschwerden verschlechtern sich bei körperlicher Anstrengung.

Komplexmittel

Komplexmittel oder auch Kombinationspräparate sind Mischungen aus mehreren homöopathischen Einzelmitteln. Sie sind in ihrer Zusammensetzung auf ein bestimmtes Anwendungsgebiet abgestimmt und ergänzen sich gegenseitig sinnvoll. Da bei der Auswahl weniger Fachkenntnisse als bei der Mittelfindung von homöopathischen Einzelmitteln erforderlich sind, eignen Komplexmittel sich gut für die Selbstmedikation. Für alle Mittel gilt: Bei Besserung der Beschwerden die Anwendung reduzieren.

BEISPIELPRÄPARATE FÜR DIE BLUTDRUCKSENKUNG

- Hypercoran®, Fa. Pascoe, Wirkstoffe: Mistel, Weißdorn, Bariumcarbonat, Glyceroltrinitrat (wirkt gefäßerweiternd). Das Mittel ist gut kombinierbar mit anderen Medikamenten und klassischen Blutdrucksenkern. Dosierung: 1- bis 3-mal täglich 5 Tropfen
- Homviotensin®, Homviora Arzneimittel, homöopathische Wirkstoffe: Königin der Nacht, Mistel, Weißdorn, Rauwolfia. Dosierung: 1- bis 3-mal täglich 5 Tropfen
- Homeo-orthim®, Orthim GmbH, homöopathische Wirkstoffe: Cactus, Nitroglycerinum, Rauwolfia, Mistel. Dosierung: 1- bis 3-mal täglich 1 Tablette Bitte beachten: Es sind Wechselwirkungen mit Digitalisglykosiden, Neuroleptika, Barbituraten, Levodopa und Sympathicomimetika möglich.

SCHÜSSLER-SALZE

Der Oldenburger Arzt Wilhelm Heinrich Schüßler entwickelte vor etwa 130 Jahren eine Therapie mit Mineralsalzen, die nach dem homöopathischen Prinzip aufbereitet werden. Seiner These zufolge entstehen Krankheiten durch Störungen im Mineralstoffhaushalt. Durch die Zufuhr von Mineralsalzen, die von Natur aus im Körper vorkommen, werden nicht einzelne Symptome behandelt, sondern Stoffwechselvorgänge beschleunigt oder gebremst und der Körper wird dazu angeregt, sich selbst zu heilen. Im Gegensatz zu homöopathischen Heilmitteln sind Nebenwirkungen oder Erstverschlimmerungen bei der Therapie mit Schüßler-Salzen so gut wie unbekannt. Schüßler selbst entwickelte 12 Funktionsmittel (Nr. 1–12), später kamen 15 Ergänzungsmittel (Nr. 13–27) hinzu.

Biochemische Heilweise

Zwar beruht die von Schüßler begründete biochemische Heilweise auf Mitteln, die nach einem ähnlichen Verfahren hergestellt sind wie die der Homöopathie, dennoch handelt es sich um verschiedene Heilweisen. Der entscheidende Unterschied liegt darin, dass die Wirkstoffe der Homöopathie vor allem körperfremd sind, während die Substanzen der Biochemie körpereigen sind. Diese körpereigenen Mineralstoffe ersetzen zwar nicht den fehlenden Mineralstoff, sie bewirken jedoch eine bessere Verteilung beziehungsweise eine bessere Verwertbarkeit des jeweiligen

Mineralsalzes. Dafür werden die Mineralstoffe für die Schüßler-Salze in ihrer Molekularstruktur so stark zerkleinert, dass sie bereits im Mund- und Rachenraum über die Schleimhäute aufgenommen werden können.

Auswahl und Dosierung

Die Auswahl der Salze erfolgt nach physiologischen, organotropen (auf bestimmte Organe wirkende) Kriterien. Tabletten mit Milchzucker als Trägersubstanz sind die gängige Darreichungsform. Wenn Sie unter Laktoseintoleranz leiden, sollten Sie auf laktosefreie Tabletten (mit Weizenstärke oder Kartoffelstärke) zurückgreifen. Gängig sind die Potenzen D6 oder D12. Bei chronischen Erkrankungen wie Bluthochdruck können Sie täglich 1–6 Tabletten einnehmen. Am besten unter der Zunge zergehen lassen, damit die Stoffe bereits über die Mundschleimhaut aufgenommen werden. Sobald die Beschwerden nachlassen, die Dosis reduzieren. Schüßler-Salze haben ein breites Anwendungsspektrum. Im Folgenden stelle ich Ihnen Schüßler-Salze vor, die bei Bluthochdruck wirksam sind.

SCHÜSSLER-SALZ NR. 1

CALCIUM FLUORATUM D12

Das Schüßler-Salz Nr. 1 stärkt Bindegewebe, Sehnen und Bänder. Es gilt allgemein als das Salz, welches Hartes weich und Weiches hart macht. Ein Mangel an Calciumfluorid – auch Flussspat genannt – zeigt sich beispielsweise durch verhärtete Sehnen, Bänderdehnungen, Überbeine, Platt- oder Senkfüße. Blutgefäße müssen dem ständigen Druck des durchströmenden Blutes standhalten. Salz Nr. 1 macht die Arterien wieder elastisch und verbessert die Fließeigenschaften des Blutes. Calcium fluoratum ist gut kombinierbar mit dem Schüßler-Salz Nr. 10 Natrium sulfuricum D6 und Nr. 15 Kalium jodatum D6. Die Erfolge bei diesem Salz zeigen sich allerdings erst nach einigen Wochen.

Einnahme: 2-mal täglich 1–2 Tabletten, idealerweise morgens und abends, langfristige Anwendung über mehrere Monate.

SCHÜSSLER-SALZ NR. 3

FERRUM PHOSPHORICUM D12

Ferrum phosphoricum, besser bekannt als Eisenphosphat, wird oft ergänzend bei Bluthochdruck verwendet. Es ist angezeigt, wenn die Sauerstoffaufnahme im Blut verbessert werden soll, es zu Entzündungsprozessen innerhalb der Arterien gekommen ist und sich Gewebe regenerieren muss oder auch wenn Durchblutungsstörungen mit chronisch kalten Händen und Füßen bestehen. Zudem beeinflusst das Schüßler-Salz Nr. 3 die Spannung von Blutgefäßen und somit den Blutdruck. Besenreiser oder Krampfadern sind Hinweise auf einen Mangel an Eisenphosphat.

Einnahme: Morgens und abends je 1, maximal 2 Tabletten, Anwendung über mehrere Wochen hinweg.

SCHÜSSLER-SALZ NR. 7

MAGNESIUM PHOSPHORICUM D6

Das Funktionsmittel Magnesiumphosphat ist am Aufbau von Muskulatur, Nerven und Knochen beteiligt. Außerdem ist es zuständig für das rhythmische Zusammenziehen des Herzmuskels. Es ist angezeigt bei allen Formen von Verkrampfungen der Muskulatur, wie Wadenkrämpfe oder Verspannungen, zudem bei nervöser Unruhe und innerer Erregung, denn es wirkt entspannend und beruhigend. Daher ist die Nr. 7 das wichtigste Schüßler-Salz bei stressbedingtem Bluthochdruck.

Einnahme: 1- bis 3-mal täglich 1 Tablette oder als die »Heiße Sieben«: 10 Tabletten in heißem Wasser auflösen, schluckweise trinken, jeden Schluck kurz im Mund behalten.

SCHÜSSLER-SALZ NR. 8

NATRIUM CHLORATUM D6

Natriumchlorid ist nichts anderes als Speisesalz in Molekülform. Das Schüßler-Salz Nr. 8 ist das Mineralsalz, das den Flüssigkeitshaushalt beeinflusst, und wird gebraucht, wenn sich zu wenig oder auch zu viel Flüssigkeit im Gewebe befindet.

Wasseransammlungen im Gewebe (Ödeme) wie auch ein erhöhter Flüssigkeitsverlust, entstanden durch Durchfall, Erbrechen oder starkes Schwitzen, gehören zu den Indikationen für die Einnahme dieses Mineralsalzes. Für Bluthochdruckpatienten ist es von Bedeutung, wenn zu viel Flüssigkeit im Körper den hohen Druck bedingt und sich bereits Ödeme zeigen. Das Salz kann mit Wassertablet-

Natur in homöopathischen Dosen: Schüßler-Salze regulieren den Mineralstoffhaushalt.

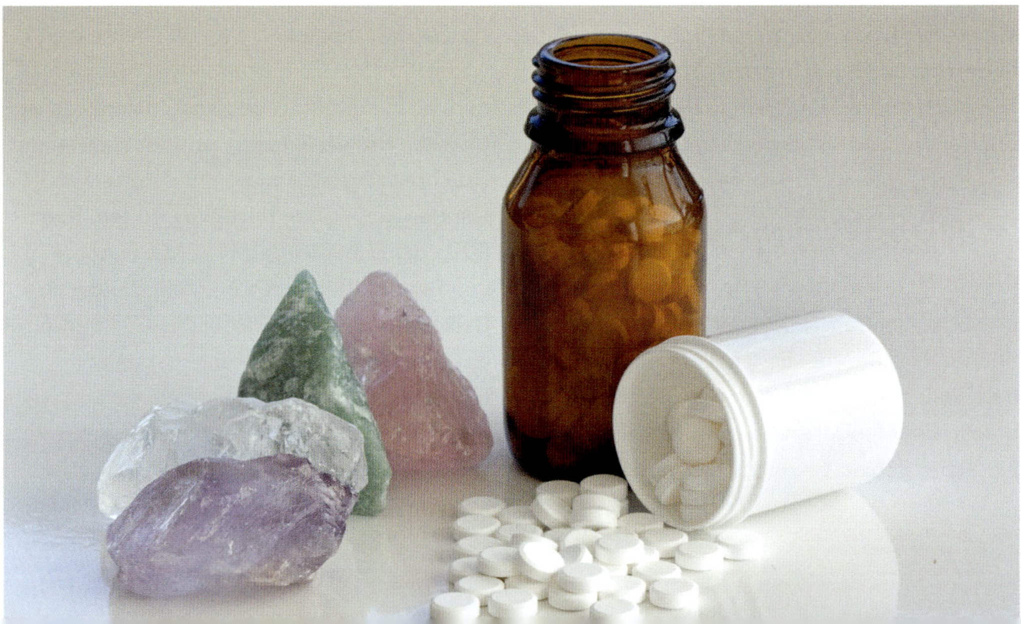

ten (**siehe Seite 41**) und pflanzlichen Aquaretika (**siehe Seite 59**) kombiniert werden.
Einnahme: 3-mal täglich 2–5 Tabletten über vier Wochen, dann eine Woche pausieren, idealerweise zwischen 8:00 und 15:00 Uhr. Eine kurzfristige Erstverschlimmerung der Symptome ist möglich.

SCHÜSSLER-SALZ NR. 10

NATRIUM SULFURICUM D6

Natriumsulfat hat eine ausleitende und entgiftende Funktion, weshalb es auch als »Entschlackungssalz« bezeichnet wird. Da durch dieses Mineralsalz die Funktionen von Leber, Nieren und Bauchspeicheldrüse sowie die Darmfunktion angeregt werden, wird der Körper von Giftstoffen und überflüssigen Wassereinlagerungen schonend befreit. Stress, Alkohol, Nikotin, Rückstände aus Medikamenten, Nahrung und der Umwelt sind Faktoren, die den Körper belasten. Das Salz der inneren Reinigung ist für alle Menschen mit chronischen Erkrankungen hilfreich und entlastend.
Einnahme: 1- bis 3-mal täglich 1–3 Tabletten, im Idealfall am Abend vor der Nachtruhe oder über den Tag verteilt.

SCHÜSSLER-SALZ NR. 15

KALIUM JODATUM D12

Das Ergänzungsmittel Kaliumjodid ist das Salz für den Stoffwechsel und die Psyche. Es reguliert alle von Jod beeinflussten Störungen. Kalium jodatum ist unverzichtbar für das Drüsensystem, für Haut und Schleimhäute, für den Bewegungsapparat (Knochen und Gelenke) und die Verteilung des Blutes. Funktionsstörungen der Schilddrüse wie auch Arteriosklerose und Bluthochdruck zählen deshalb zu den Anwendungsgebieten.
Auf der Gemütsebene kann Kalium jodatum zudem bei Niedergeschlagenheit, Traurigkeit, depressiven Verstimmungen sowie Erschöpfung hilfreich sein.
Einnahme: 1- bis 3-mal täglich (morgens, mittags und am frühen Abend) 1 Tablette, Anwendung kurmäßig über drei Monate.

SCHÜSSLER-SALZ NR. 23

NATRIUM BICARBONICUM D12

Das Ergänzungssalz Nr. 23 spielt eine wichtige Rolle für unseren Stoffwechsel und den Säure-Basen-Haushalt. Innerhalb der Biochemie wird es oft als Säurepuffer bezeichnet. Jede Form von Übersäuerung des Körpers ist eine Indikation für dieses Mittel. Das Salz wird nicht nur bei überschüssiger Harnsäure, rheumatischen Beschwerden oder Sodbrennen gebraucht, sondern auch als Säurepuffer für das Blut. Kurzum: Zu viele Säuren machen krank und führen zu Elastizitätsverlust im Gewebe sowie zu Durchblutungsstörungen in den Organen.
Einnahme: 1- bis 3-mal täglich (morgens, mittags, abends) 1 Tablette, kurmäßig über 3 Monate anwenden.

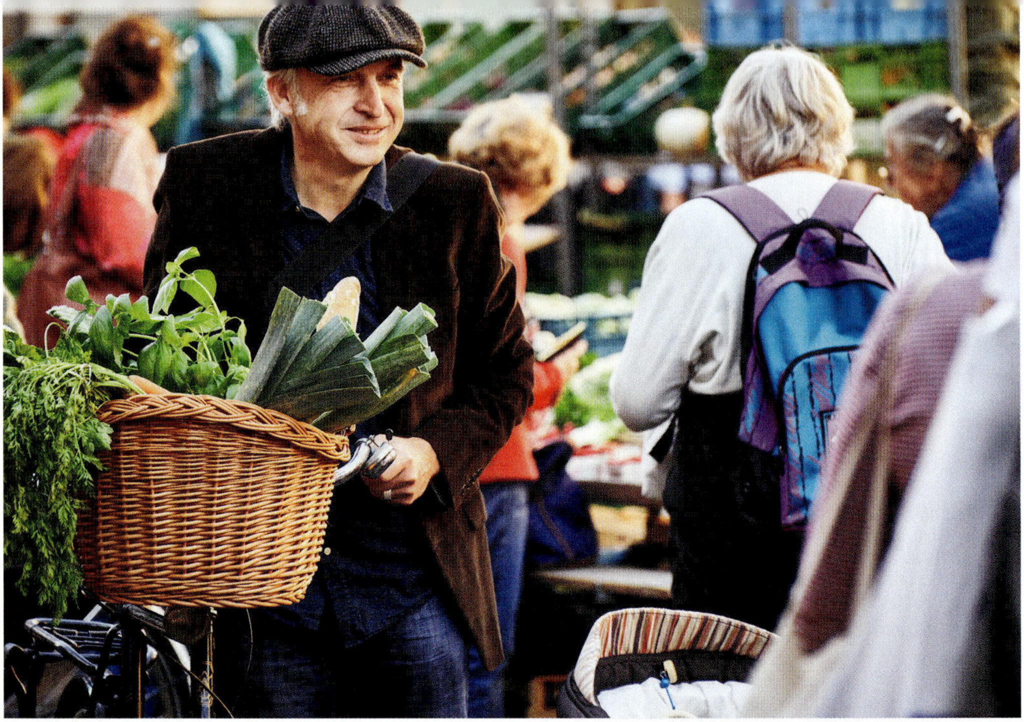

VITALSTOFFE FÜR GESUNDE GEFÄSSE

Vitalstoffe, »Lebensstoffe«, sind Bausteine für ein gesundes Leben. An energieliefernden Makronährstoffen (Kohlenhydrate, Eiweiße, Fette) haben die Menschen in der westlichen Welt meist keinen Mangel. Es sind in der Regel die Mikronährstoffe – also Vitamine, Mineralstoffe, Spurenelemente und bioaktive Substanzen aus Pflanzen, sogenannte sekundäre Pflanzenstoffe –, die in unserer Nahrung nicht ausreichend vorhanden sind. Einige Vitalstoffe unterstützen die Weitstellung der Blutgefäße oder verbessern die Fließfähigkeit des Blutes. Dadurch lässt sich die Einnahme von blutdrucksenkenden Mitteln hinauszögern oder die Dosierung reduzieren. Manchmal können die Medikamente sogar abgesetzt werden. Zudem können Vitalstoffe die Nebenwirkungen blutdrucksenkender Medikamente abpuffern, beziehungsweise deren Wirkung unterstützen. Welche Vitalstoffe dies vor allem sind, erfahren Sie auf den folgenden Seiten. Vitalstoffe werden häufig als Nahrungsergänzungsmittel angeboten und gehören im Gegensatz zu den feinstofflichen Homöopathika oder Schüßler-Salzen (die Homöopathie arbeitet mit Energie- und Informationsübertragung) zu den sogenannten grobstofflichen Mitteln, mit denen sich fehlende Depots auffüllen lassen. Die Einnahme von Nahrungsergänzungsmitteln sollten Sie immer mit Ihrem behandelnden Arzt oder Heilpraktiker besprechen und gegebenenfalls die Notwendigkeit einer Supplementierung durch eine Laboranalyse ermitteln lassen.

VITAMINE

Vitamine sind für die Zellgesundheit unentbehrlich. Der Körper kann sie bis auf wenige Ausnahmen nicht selbst bilden und daher müssen sie über die Nahrung aufgenommen werden. Mit einer Mischkost und fünf Portionen erntefrischem Obst und Gemüse am Tag sind die meisten Menschen ausreichend mit Vitaminen versorgt. Achten Sie aber auf Bioqualität, bei konventioneller Ware ist der Vitamingehalt meist nicht mehr so hoch. Auch eine Ernte im unreifen Zustand, lange Transportwege und Lagerzeiten führen zu Verlusten bei den wertvollen Mikronährstoffen. In besonderen Lebenssituationen (Leistungssport, hohe Stressbelastung) und auch bei chronischen Erkrankungen entsteht ein Mehrbedarf an Vitaminen, weshalb sie in diesen Fällen zugeführt werden sollten.

Vitamin B_6 – Pyridoxin

Vitamin B_6 gehört zu den wasserlöslichen Vitaminen. Der Körper kann diese Gruppe nur in sehr kleinen Dosen speichern, ein Überangebot scheidet er wieder aus. Nach aktuellen Studien kann eine Ergänzung mit Pyridoxin den Homocysteinspiegel (**siehe Seite 78**) und damit das Risiko für Herz-Kreislauf-Erkrankungen senken. Vitamin-B_6-Mangel fördert die Entwicklung von Arteriosklerose, zudem gibt es Hinweise, dass Vitamin B_6 die Regulierung

AUF QUALITÄT ACHTEN

In Deutschland sind die Anforderungen an Nahrungsergänzungsmittel hoch. Bei Produkten aus dem Ausland ist aber Vorsicht geboten. Achten Sie beim Kauf auf Biozertifizierung und umfassende Angaben zu Inhaltsstoffen sowie auf Mengenangaben und Einnahmehinweise.
Je nach Präparat liegen die Kosten für eine Monatspackung etwa zwischen 15 und 30 Euro. Ihr Apotheker informiert Sie kompetent und unabhängig über die Qualität einzelner Produkte. Dosierungsempfehlungen können Sie der Packungsbeilage entnehmen.

des Blutdrucks beeinflusst, weil es den Kalziumeinstrom in die Muskelzellen der Blutgefäße beeinflusst. Bei Bluthochdruckpatienten kann dadurch eine Verbesserung des systolischen wie auch des diastolischen Blutdrucks erreicht werden. Relativ viel Vitamin B_6 steckt in Hühner- und Putenfleisch, Vollkorngetreide, Walnüssen, Gemüse und Obst (Kartoffeln, Hülsenfrüchten, Avocados).
Die Einnahme eines Monopräparates ist in der Regel nicht sinnvoll, besser sind Kombipräparate mit Folsäure und B_{12}, denn B-Vitamine kommen in der Natur nicht einzeln vor. (Beispielpräparat: VasoLoges® S Homocystein, Dr. Loges, 1 Dragee täglich)

HOMOCYSTEIN

Homocystein ist eine natürlich im Körper vorkommende Aminosäure und an der Bildung von körpereigenem Eiweiß beteiligt. Erhöhte Werte sind jedoch ein Risiko für Arteriosklerose und daraus resultierende Herz-Kreislauf-Erkrankungen wie Bluthochdruck, da Homocystein zu Ablagerungen und in der Folge zu Schäden an den Gefäßinnenwänden führt. Der Homocysteinwert kann im Labor bestimmt werden. Die Kombination von B_6, Folsäure, B_{12} und L-Arginin hat sich als wirksame Formel zur Reduzierung erhöhter Werte bewährt.

Vitamin B_9 – Folsäure

Folat ist ein wasserlösliches B-Vitamin, die synthetisch hergestellte Form wird Folsäure genannt. Studien deuten darauf hin, dass Menschen mit einem erhöhten Folsäurekonsum ein niedrigeres Risiko für Bluthochdruck haben. Neben dem besseren Abbau von Homocystein hilft die Folsäure vermutlich dabei, die Blutgefäße zu entspannen, wodurch sich der Blutfluss verbessert. Gute Folatlieferanten sind grünes Blattgemüse wie Spinat und Salate, außerdem Tomaten, Kartoffeln, Hülsenfrüchte, Nüsse, Sprossen, Weizenkeime und Vollkornprodukte sowie Leber und Eier.

Vitamin B_{12} – Cobalamin

Vitamin B_{12} ist von Bedeutung für die Blutbildung, die DNA-Synthese und für die Regulierung der Homocysteinkonzentration. Es kann ausschließlich von Mikroorganismen hergestellt werden; gute B_{12}-Lieferanten sind Fleisch, Fisch, Meeresfrüchte, Eier und Milchprodukte. Pflanzliche Lebensmittel wie Sauerkraut enthalten Spuren von Vitamin B_{12}, bei Meeresalgen wie Nori oder Shiitake-Pilzen schwanken die B_{12}-Mengen enorm. Eine unzureichende Versorgung führt unter anderem zu einem Anstieg von Homocystein im Körper. Bitte beachten Sie, dass bei Einnahme von Diuretika **(siehe Seite 41)** der Bedarf aller B-Vitamine steigt. Dann ist die Einnahme eines Komplexes sinnvoll.
(Beispielpräparat: Vitamin B-komplett Loges®, 1 Filmtablette täglich)

Vitamin C – Ascorbinsäure

Vitamin C ist ein echtes Multitalent und trägt zur normalen Funktion des Immunsystems bei. Als potentes Antioxidans schützt es den Körper vor freien Radikalen sowie Arteriosklerose und unterstützt den Abbau von Cholesterin. Zudem fördert es die Bildung von Kollagen, ein Protein, das Knochen, Sehnen, Haut und eben auch Blutgefäßen die richtige Stabilität und Elastizität gibt. Studien zeigen, dass vor allem Langzeitgaben mit 500 mg Vitamin C täglich zu einem blutdrucksenkenden Effekt führen. Welcher Mechanismus hier zugrunde liegt, ist noch nicht erforscht. Ich bevorzuge natürliche Vitamin-C-Quellen wie Sanddornsaft (Kräuterhaus Sanct Bernhard), Schwarzen Johannisbeerensaft (Rabenhorst), Acerola- (Terra Elements) oder Hagebuttenpulver (Raab Vitalfood).

Vitamin D – Calciferole

Vitamin D ist eine Gruppe fettlöslicher Vitamine – im Grunde genommen ist es eine Hormonvorstufe –, die mithilfe von Sonnenlicht über die Haut gebildet werden. Unter Einwirkung von UV-B-Strahlung kann der Körper in den Monaten April bis September in unseren Breitengraden ausreichend Vitamin D bilden. Ein Viertel der Körperoberfläche sollten je nach Hauttyp bis zu 15 Minuten täglich beschienen werden. Durch den überwiegenden Aufenthalt in geschlossenen Räumen und den Gebrauch von Sonnenschutzcremes (die mittlerweile auch in Tagescremes

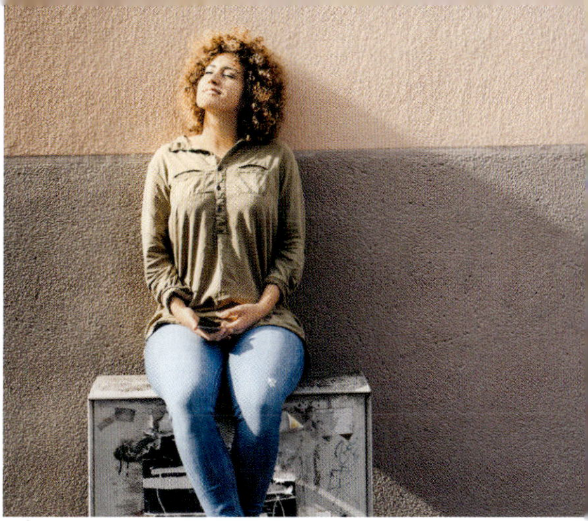

Zur Vitamin-D-Produktion braucht die Haut Sonne. Gönnen Sie sich deshalb täglich ein solches Lichtbad.

eingearbeitet werden) kommen Mangelzustände an Vitamin D mittlerweile recht häufig vor. Das Sonnenvitamin stärkt das Immunsystem, die Knochengesundheit und senkt durch die Hemmung des Renin-Aldosteron-Angiotensin-Systems (**siehe Seite 14**) auch etwas den Blutdruck, da es einem Kalziumüberschuss in den Gefäßen entgegenwirkt. Somit verhindert es Arteriosklerose, stärkt die Herzmuskelkraft und verbessert das Verhältnis von Gesamt- und HDL-Cholesterin. Wie Magnesium unterstützt Vitamin D die Wirkung von blutdrucksenkenden ACE-Hemmern. Über die Nahrung (Seefisch, Käse, Pilze, Eier, Leber) lässt sich nur ein kleiner Teil des Bedarfs an Vitamin D decken. Eine Nahrungsergänzung ist in unseren Breitengraden vor allem in den Herbst- und Wintermonaten sinnvoll. (Beispielpräparat: Vitamin D_3, Pure Encapsulations®, Einnahme: 2–3 Tropfen täglich)

MINERALSTOFFE & CO.

Um den Nähr- und Vitalstoffbedarf für Stoffwechsel- und Reparaturvorgänge zu decken, braucht unser Körper neben Vitaminen auch Mineralstoffe, Spurenelemente, Kohlenhydrate, Fette und Eiweiße sowie eine Vielzahl sekundärer Pflanzenstoffe, deren Wirkspektrum längst noch nicht erforscht ist. Erst diese Vielzahl an Nährstoffen hält uns fit und gesund.

Kalium – wichtiges Elektrolyt

Der Mineralstoff spielt eine zentrale Rolle für die Herzgesundheit und die Blutdruckregulation. Er hat erheblichen Einfluss auf die Wasserverteilung im Körper (Elektrolythaushalt), wirkt entwässernd und harntreibend. Kalium fördert die Ausscheidung von wasserbindendem Natrium. In Fenchel, Grünkohl, Kartoffeln, Bananen, Kohlsorten, Trockenfrüchten und Wildgemüse (Brennnessel, Giersch) ist reichlich Kalium enthalten, sodass bei einer ausgewogenen Ernährung kein Mangel besteht. Bei Menschen mit Herzerkrankungen und Nierenstörungen kommt Kaliummangel jedoch häufiger vor. Er kann auch durch die Einnahme von Diuretika **(siehe Seite 41)** entstehen. Zu niedrige Spiegel können zu Muskelschwäche, Krämpfen, Herzrhythmusstörungen, Verstopfungen und häufigem Harndrang führen. Bitte nehmen Sie Kaliumprodukte (Beispielpräparat: Kalium Verla®) nur bei nachgewiesenem Mangel ein. Denn sowohl zu niedrige als auch zu hohe Kaliumspiegel bringen das Herz aus dem Takt.

Magnesium – weitet die Blutgefäße

Das Powermineral ist lebensnotwendig und sorgt unter anderem für eine gesunde Muskelfunktion, indem es die Gefäßmuskulatur entspannt und dadurch die Dehnbarkeit der Blutgefäße verbessert. Krämpfe in den Muskeln, insbesondere Wadenkrämpfe (unter anderem auch Nebenwirkung von Diuretika) sind Anzeichen für Magnesiummangel.
Ein Mangel begünstigt Gefäßverengungen und somit auch eine Blutdrucksteigerung. Schon 300–400 mg Magnesium täglich sind ausreichend für die Blutdrucksenkung. Eine Dosierung, die Sie durch magnesiumreiche Lebensmittel (Bananen, Bitterschokolade, Brokkoli, Hülsenfrüchte, Vollkornprodukte) meist nicht erreichen werden. Bitte beachten Sie, dass Magnesiummengen über 250 mg täglich bei empfindlichen Menschen zu Durchfall führen können. Nehmen Sie dann kleine Mengen über den Tag verteilt ein (Beispielpräparat: magnesium-Loges® 100 mg / Kapsel). Wenn die Therapie nicht anschlägt, kann eine Magnesiumverwertungsstörung vorliegen. Dann ist die Kombination mit Schüßler-Salz Nr. 7 **(siehe Seite 74)** sinnvoll. Zudem unterstützt Magnesium die blutdrucksenkende Wirkung von ACE-Hemmern.

L-Arginin – wichtiger Baustein

Fachsprachlich ist L-Arginin eine semiessenzielle Aminosäure, das heißt, ein Eiweißbaustein, den der Körper nur bedingt selbst herstellen kann. L-Arginin ist Baustein für die

Bildung von Geweben, Organen und Knochen und Gegenspieler von Homocystein. L-Arginin hat Einfluss auf den Botenstoff Stickstoffmonoxid (NO), ein Giftgas, das aber unverzichtbar für das Leben ist. NO wird von der innersten Wandschicht in den Blutgefäßen produziert und reguliert den Gefäßdurchmesser, den Blutdruck und die Blutgerinnung. L-Arginin wirkt besonders gut in Kombination mit B-Vitaminen (Beispielpräparat: Telcor® Arginin plus). In Lebensmitteln kommt Arginin in gebundener Form vor. Arginin-Lieferanten sind: Kerne und Nüsse, Garnelen, Huhn, Lachs, Vollkornprodukte.

L-Taurin – wenig erforscht

L-Taurin ist ein Abbauprodukt zweier schwefelhaltiger Aminosäuren (Cystein und Methionin) und bekannt als Bestandteil von Energydrinks. Noch sind nicht alle biochemischen Eigenschaften von Taurin erforscht. Es ist an der Fettverdauung beteiligt, trägt zu einer normalen Herzfunktion bei, schützt das Gewebe vor zellschädigenden freien Radikalen, reguliert den Wasserhaushalt und hat zudem einen beruhigenden und krampflösenden Effekt. Taurin wird vom Körper selbst in kleinen Mengen gebildet, weswegen nicht von einem Tagesbedarf gesprochen wird. Es kommt in eiweißreicher tierischer Nahrung wie zum Beispiel Fleisch, Innereien, Fisch, Meeresfrüchten, Eiern und Milch vor. Mischköstler nehmen durch die Nahrung durchschnittlich etwa 400 mg am Tag zu sich.

Vitalstoffe lassen sich gut mit pflanzlichen Mitteln kombinieren. Ihre Wirkung ist dann besonders effektiv. Davon profitieren Sie bei Bluthochdruck.

Omega-3-Fette – besserer Blutfluss

Die gesunden und entzündungshemmenden Omega-3-Fettsäuren aus Fischölen, EPA (Eicosapentaensäure) und DHA (Docosahexaensäure) gelten als besonders gesund für das Herz und den Kreislauf und können zur besseren Kontrolle des Blutdrucks beitragen, da sie unter anderem Gefäßablagerungen verlangsamen. Forscher stellten fest, dass der blutdrucksenkende Effekt bei Omega-3-Fettsäuren aus Fischen stärker ist als bei jenen aus Pflanzen (beispielsweise Leinöl). Um den Bedarf zu decken, müssten Sie zwei bis drei Portionen fettreiche Fische (Makrele, Lachs, Hering) pro Woche verzehren. Alternativ können Sie täglich Fischölkapseln zu sich nehmen. (Beispielpräparat: Omega 3 Fischöl von Nature Love)

Coenzym Q10 – vitaminähnlich

Dieser lebensnotwendige und vitaminähnliche Stoff ist verwandt mit Vitamin K und E und wird auch Ubichinon-10 genannt. Teils wird er vom Körper selbst produziert, allerdings mit zunehmendem Alter weniger. Bei bestimmten Erkrankungen wie Tumor- und

Herzerkrankungen besteht ein erhöhter Bedarf, der sich nicht immer durch den Verzehr von Leber, fettem Fisch, Nüssen oder Hülsenfrüchten decken lässt. Wenn Sie Blutgerinnungshemmer oder Cholesterinsenker (Statine) einnehmen, dürfen Sie Q10 nur nach Rücksprache mit dem Arzt anwenden. Mangelsymptome zeigen sich unter anderem durch Müdigkeit, Muskelschmerzen und eine Funktionsstörung des Endothels (Zellen, die das Innere von Blutgefäßen auskleiden), was Arteriosklerose und Bluthochdruck zur Folge haben kann. (Beispielpräparat: Coenzym Q10 Kapseln, 30/100 mg, Sunday Natural)

OPC und Resveratrol – Anti-Aging

OPC und Resveratrol sind sekundäre Pflanzenstoffe. Die gesunden Polyphenole kommen unter anderem in roten Trauben in hoher Konzentration vor. OPC (oligomere Procyanidine) findet man vor allem in den Kernen der Trauben. Es zählt zu den stärksten Antioxidanzien und hat einen stark hemmenden Einfluss auf die Entstehung freier Radikale. Diese schädigen Enzyme und Fette in der Zellmembran und führen so zu zahlreichen Krankheiten und zur Zellalterung. Durch OPC lagert sich auch weniger Cholesterin an den Innenwänden der Blutgefäße ab. Resveratrol findet man dagegen in der Schale von roten Trauben. Es hat eine ausgeprägte antientzündliche Wirkung. Für die Blutdrucktherapie und die damit verbundenen Erkrankungen sind beide Stoffe relevant. Greifen Sie also zu Trauben mit Kernen, denn kernlose Trauben haben bedeutend weniger Polyphenole.
Die Wirkstoffe gibt es auch konzentriert in Kapselform. (Beispielpräparat: OPC-Resveratrol Kapseln, Espara)

Kombipräparate – eine Auswahl

Auch Vitalstoffe gibt es als Kombinationspräparate aus verschiedenen Einzelsubstanzen. Nutzen Sie die Synergieeffekte. Einige Beispielpräparate finden Sie hier:

- vasoLoges® protect, Fa. Loges. Verbessert die Gefäßfunktion und senkt erhöhte Homocysteinwerte. Mischung aus sieben Vitalstoffen: Vitamin K_2, Vitamin B_6, Folsäure, Vitamin B_{12}, L-Arginin, Pycnogenol®, Alpha-Liponsäure. Einnahme: morgens und abends je 2 Filmtabletten unzerkaut mit Flüssigkeit zu den Mahlzeiten
- Dr. Jacob's Blutdruck Tabletten. Mischung aus Kalium, Magnesium, Vitamin C, Vitamin B_{12}, Vitamin B_1, L-Arginin, Zink und Silicium. Einnahme: täglich 2–3 Tabletten zu den Mahlzeiten mit Flüssigkeit
- Arginin plus Folsäure Kapseln (Quintessenz Health), bessert erhöhte Homocysteinwerte. Mischung aus L-Arginin, Vitamin B_6, Folsäure, Vitamin B_{12}. Einnahme: 2-mal täglich 2 Kapseln zu den Mahlzeiten
- Biogena Blutdruck Formula Gold. Mischung aus Kalium, Magnesium, Schwarzkümmel, Grüner-Tee-Extrakt, Lykopin. Einnahme: täglich 2-mal 1 Kapsel mit Flüssigkeit zu den Mahlzeiten

PROBIOTIKA – NÜTZLICHE BAKTERIEN FÜR DEN DARM

Fehlbesiedelungen im Darm werden bei vielen Erkrankungen beobachtet – unter anderem auch bei Bluthochdruck!

DIE DARMFLORA WIRKT ÜBER DEN DARM HINAUS

Unsere Darmflora ist ein komplexes Ökosystem aus unterschiedlichen Bakterien, Viren und Pilzen, die im ständigen Miteinander leben. Probiotika (lat. pro bios = für das Leben) sind lebende Mikroorganismen, die dem Menschen einen gesundheitlichen Vorteil bringen, wenn sie in ausreichender Menge aufgenommen werden, so die Definition der WHO. Sie unterstützen das Immunsystem, stärken die Barrierefunktion der Darmwand, regulieren die Verdauung und verdrängen gesundheitsschädliche Keime. Aber die Darmflora ist auch über den Darm hinaus von Bedeutung.

KOCHSALZ BEEINFLUSST DIE DARMBEWOHNER

Ein Forscherteam aus Massachusetts fand zusammen mit Berliner Wissenschaftlern heraus, dass die Aufnahme von zu viel Salz die Population nützlicher Darmbewohner (Laktobazillen, Bifidobakterien) dezimieren kann. Einige der nützlichen Milchsäurebakterienstämme (Lactobazillus murinus) können dann bestimmte Abwehrzellen (Th17) nicht mehr bremsen, was den Blutdruck in die Höhe treibt. Auch in der Zeitschrift »Hypertension« wurde 2014 eine Studie veröffentlicht, die besagt, dass die Einnahme von Probiotika einen moderaten Effekt auf die Blutdrucksenkung hat. Die positiven Auswirkungen traten nach einer Einnahmedauer von acht Wochen auf.

WICHTIG FÜR DIE AUSWAHL – EIN DARMPROFIL

Meist werden die Keime gefriergetrocknet in Pulverform angeboten. Um eine Wirkung erzielen zu können, müssen jedoch ausreichend viele lebende Mikroorganismen enthalten sein – ungefähr 1 Milliarde pro Gramm Pulver – und zudem müssen die spezifisch in Ihrer Darmflora fehlenden Keime zugeführt werden. Allein lässt sich die richtige Mischung kaum herausfinden. Wenden Sie sich bitte an einen Heilpraktiker, der mit dem Thema Darmsanierung vertraut ist und im Labor ein Darmprofil erstellen lässt. Denn durch falsche Darmbakterien kann Bluthochdruck zusätzlich forciert werden!

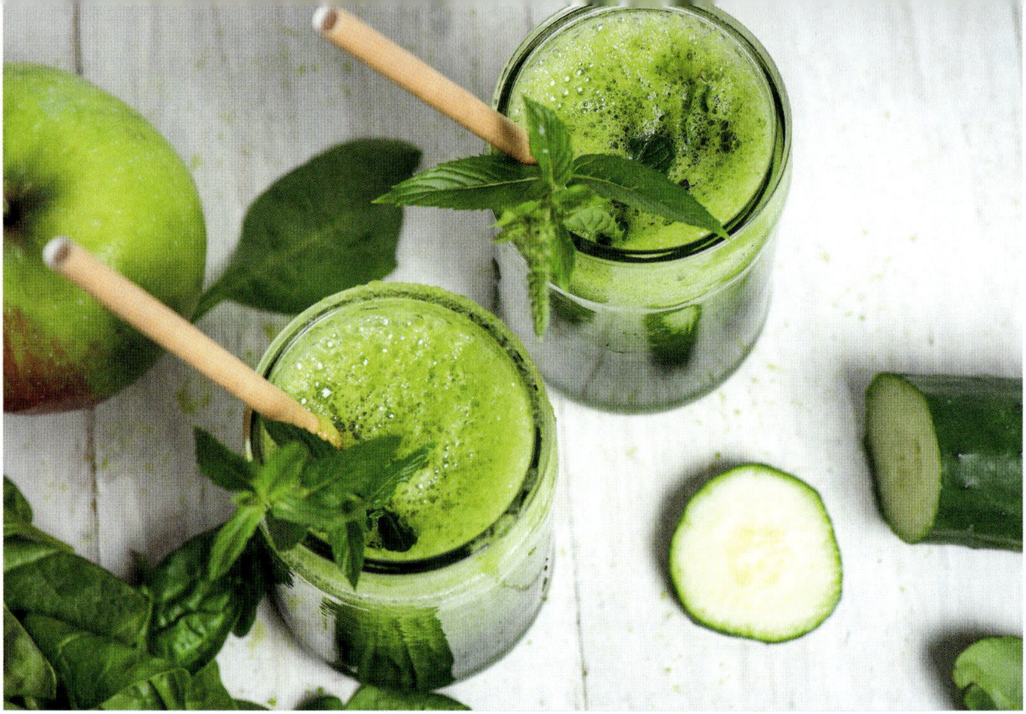

BLUTDRUCKSENKER AUS DER KÜCHE

Den Blutdruck mit Lebensmitteln zu senken ist leichter, als Sie vielleicht denken. Mit naturheilkundlichen Maßnahmen und einer optimierten Ernährung können Sie selbst einen wichtigen Beitrag zur Blutdruckregulierung leisten. Schließich kann schon eine Senkung um 10 mmHg das Risiko für kardiovaskuläre Ereignisse um 20 bis 25 Prozent reduzieren. Es lohnt sich also, aktiv zu werden!

Eine gesunde und abwechslungsreiche Ernährung ist nicht nur geeignet, um den Blutdruck in ruhige Bahnen zu lenken, sondern auch, um Übergewicht abzubauen und auf diese Weise das Herz und die Gefäße zu schonen und zu entlasten. Auf den folgenden Seiten stelle ich Lebensmittel vor, die den Blutdruck günstig beeinflussen und die Sie gut in Ihren Speiseplan integrieren können.

BLUTDRUCKFREUNDLICH ERNÄHREN – EIN ÜBERBLICK

- Kaufen Sie Gemüse und Obst frisch und in Bioqualität und bereiten Sie es möglichst am gleichen Tag zu. Langer Transport und Lagerung beeinträchtigen die Qualität.
- Bevorzugen Sie saisonale und regionale Lebensmittel.
- Sorgen Sie für eine angenehme Atmosphäre beim Essen und essen Sie in Ruhe und im Sitzen.
- Schalten Sie Störquellen wie Fernseher, Laptop und Handy während Ihrer Mahlzeiten so oft wie möglch aus.
- Fertiggerichte und Fast Food enthalten Zusatzstoffe (Geschmacksverstärker, Farbstoffe, Konservierungsstoffe, reichlich Salz), die Ihrer Gesundheit nicht zuträglich sind.
- Essen Sie fünf Portionen Gemüse und Obst pro Tag. Die pflanzlichen Lebensmittel liefern viele Vitamine, Mineralstoffe (Kalium) und Ballaststoffe (positiver Einfluss auf Sättigung und Verdauung). Günstig sind alle Beerensorten, Zitrusfrüchte, Äpfel, Bananen, Melonen und vieles mehr. Bei Gemüsen ist alles erlaubt, was die Saison bietet.
- Fette Fische wie Makrele, Lachs und Hering sollten wegen der gesunden entzündungshemmenden Omega-3-Fettsäuren mindestens 2-mal pro Woche auf Ihrem Tisch stehen.
- Wählen Sie statt Schweinefleisch und Wurstwaren lieber Geflügel, Rind, Kalb, Lamm oder Ziege, vorzugsweise aus artgerechter Haltung. Eier und Milchprodukte bitte maßvoll verzehren.
- Verwenden Sie vorzugsweise Pflanzenöle (Olivenöl, Rapsöl). Verzichten Sie auf gehärtete Brat- und Backfette sowie tierisches Schmalz und frittierte Lebensmittel. Gut für den Salat: Leinöl, Walnussöl, Kürbiskernöl.
- Alle ungesalzenen Nüsse und Kerne (Mandeln, Haselnüsse, Walnüsse, Paranüsse, Macadamia) sind erlaubt, gesalzene Nüsse und Nussprodukte nur in Maßen.
- Verwenden Sie Gewürze und Kräuter statt Salz. Sie regen den Stoffwechsel an und reduzieren den Hunger auf Süßes. Viele Kräuter haben eine entwässernde Wirkung. Dank ihres Mineralstoffgehalts wirken sie zudem basisch.
- Streuen Sie Wildkräuter in den Salat: Brennnessel, Löwenzahn, Giersch, Vogelmiere, Wegerich, Knoblauchrauke und Gundermann haben noch mehr Vitalstoffe als Salatzüchtungen aus dem Supermarkt.
- Möglichst wenig Süßes (Schokolade, Kuchen, Desserts): Greifen Sie lieber zu Aprikosen, Bananen, Trauben oder Datteln.
- Greifen Sie zu bitteren Nahrungsmitteln wie Artischocken, Chicorée und Löwenzahn. Sie aktivieren die Verdauungssäfte, die Darmbewegung und die Immunkraft.
- Achten Sie auf eine ausreichende Zufuhr von Ballaststoffen (**siehe Seite 90**).
- Setzen Sie auf vollwertiges Getreide und Vollkornreis, garen Sie Kartoffeln in der Schale, um Kaliumverluste zu verhindern.

Grüner Tee

Grüner Tee, insbesondere die Sorten Sencha und Bancha, kann eine blutdrucksenkende Wirkung entfalten, wenn er regelmäßig über mehrere Monate getrunken wird. 2–3 Tassen täglich sind ideal. Am besten trinken Sie den Tee 1–2 Stunden zeitversetzt zur Einnahme Ihrer Medikamente, da die Gerbstoffe deren Wirkung etwas abschwächen können.
Studien zeigen, dass grüner Tee Ablagerungen in den Gefäßen reduziert, die Elastizität der Blutgefäße verbessert, den Stoffwechsel anregt und die Pumpleistung des Herzens verbessert. Durch den Teegenuss bessern sich nicht nur die Blutdruckwerte, sondern auch die Cholesterinwerte (Gesamt-Cholesterin und LDL-Cholesterin). Grund für diese positive Wirkung ist vor allem der Wirkstoff EGCG (Epigallocatechingallat), ein Polyphenol und sekundärer Pflanzenstoff mit hohem antioxidativem Potenzial.

GRÜNER TEE – DIE ZUBEREITUNG

Die Temperatur des Wassers darf nicht zu heiß sein; etwa 80 °C sind optimal. Pro 0,5 l Wasser sollten Sie 2 gehäufte TL grünen Tee verwenden. Die Ziehzeit beträgt meist 2 Minuten. Dann sollte der Tee zügig getrunken werden, da einige der Inhaltsstoffe im heißen Wasser und an der Luft schon nach etwa 10 Minuten zu zerfallen beginnen. Ein weiteres Erhitzen oder Warmhalten über mehrere Stunden zerstört wichtige Inhaltsstoffe. Für eine optimale gesundheitliche Wirkung den Tee am besten nur einmal aufgießen. Bei hochwertigen Tees sind mehrere Aufgüsse möglich, wobei dann der gesundheitliche Nutzen in den Hintergrund tritt.

Gurke

Egal ob krumm, gerade, dick, dünn, lang oder kurz – Gurken enthalten hauptsächlich Wasser. Der Anteil liegt bei bis zu 95 Prozent. Ballaststoffe und Mineralstoffe wie blutdrucksenkendes Kalium, Spurenelemente, Vitamine und sekundäre Pflanzenstoffe sind weitere wertgebende Inhaltsstoffe. Das energiearme Gemüse ist basenbildend und kann den Säure-Basen-Haushalt in Balance halten oder bringen. Bei einer Säurelast werden Folgeerkrankungen wie Arthritis, Arthrose, Bluthochdruck mit den Folgen von Herzinfarkt und Schlaganfall diskutiert. Gurken gelten als das beste natürliche Entwässerungsmittel und entlasten so das Herz und die Blutgefäße.
Zur Entwässerung und bei Übersäuerung genügen 2–3 kleine Gläschen frisch gepresster Gurkensaft (**siehe Seite 102**) hin und wieder getrunken oder dann, wenn sich Wassereinlagerungen zeigen. Auch Gurkensalat hilft bei der Entwässerung, allerdings sollte er sparsam gesalzen sein.

GESUNDE LEBENSMITTEL GEGEN BLUTHOCHDRUCK

Bei hohem Blutdruck sollten Sie auf Ihre Ernährung achten. Es gibt viele blutdrucksenkende Lebensmittel, die eine Therapie unterstützen können oder den Blutdruck sogar dauerhaft auf einem gesunden Niveau halten.

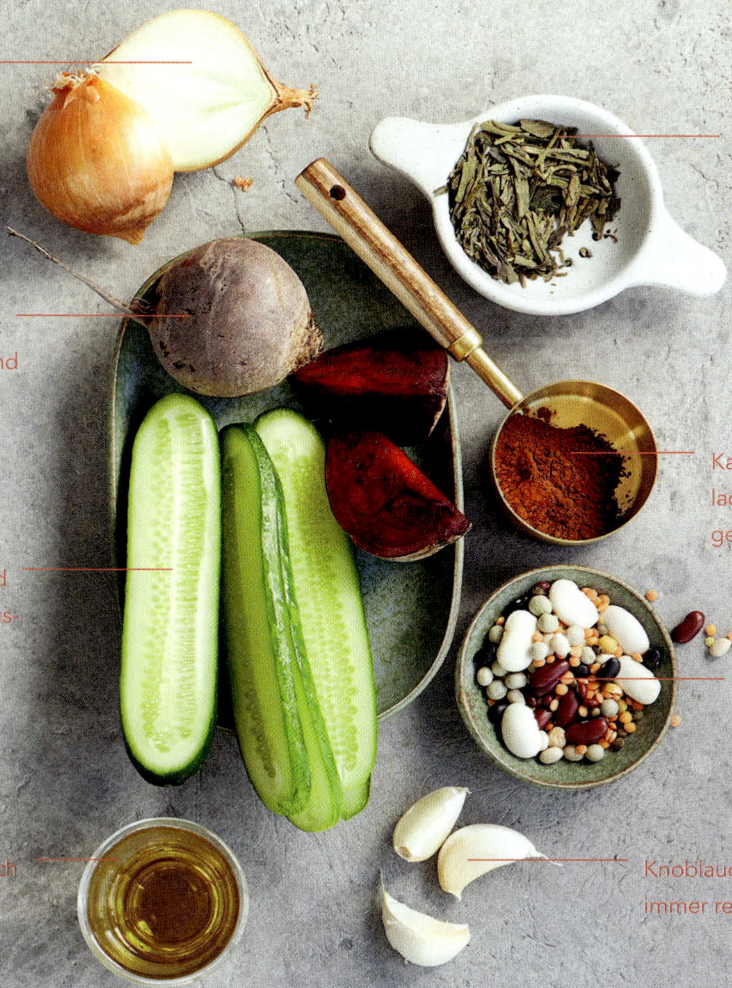
Zwiebel: Am besten roh verzehren!
Grüner Tee: Täglich 2–3 Tassen sind ideal!
Rote Bete: Saft wirkt schnell und schmeckt!
Kakao: Schokolade in Maßen genießen!
Gurke: Saft und Salat zur Entwässerung!
Ballaststoffe: 30 g pro Tag sollten es sein!
Olivenöl: Täglich 2 EL schützen das Herz!
Knoblauch: Einfach immer rein damit!

Kakao

Dunkle Schokolade mit einem Kakaoanteil von 70–85 Prozent ist nicht jedermanns Geschmack. Aber die im Kakao enthaltenen Flavanole (sekundäre Pflanzenstoffe mit starker antioxidativer Wirkung) haben eine positive Wirkung auf die Blutgefäße und die Herzgesundheit. Mehrere kleine Stückchen dunkler Schokolade täglich reichen aus, um das Risiko für Schlaganfall und Herzinfarkt etwas zu senken, einen erhöhten Gesamt-Cholesterinspiegel zu regulieren und gleichzeitig das »gute« HDL-Cholesterin zu erhöhen und das Thromboserisiko sowie den Blutdruck zu senken. Ein verbesserter Blutfluss wirkt sich auch auf die Gehirnleistung aus, so wird Krankheiten wie Alzheimer vorgebeugt.

Topstar für die Gesundheit: Die Nitrate der Roten Bete tragen zur schnellen Blutdrucksenkung bei.

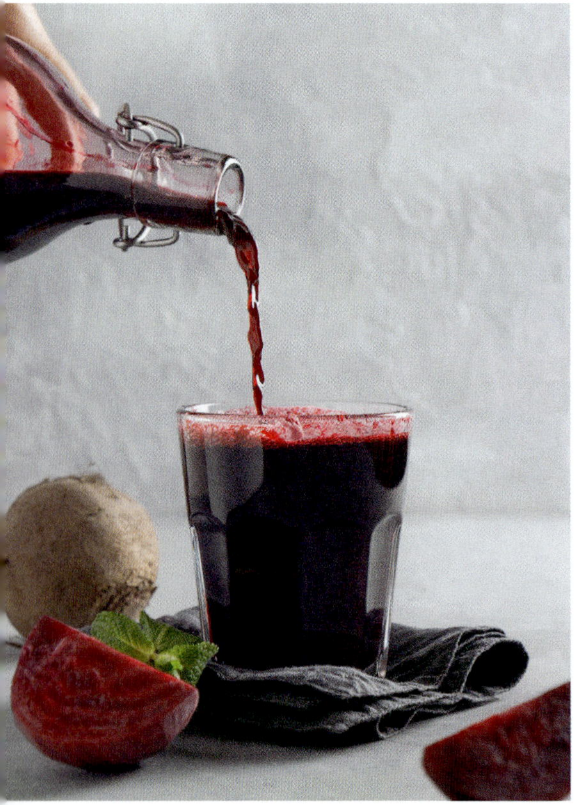

Rote Bete

Rote Bete ist ein klassisches Herbst- und Wintergemüse. Es enthält neben Kohlenhydraten, Ballast- und Mineralstoffen sowie Vitaminen auch relativ viel Nitrat, das durch enzymatische Umwandlung bei der Verdauung zu Nitrit wird. Zu viel Nitrit kann dem Körper schaden und den roten Blutfarbstoff, das Hämoglobin, verändern, sodass weniger Sauerstoff im Blut aufgenommen werden kann. Allerdings hat Nitrat auch eine positive Seite, denn es führt zu einer verbesserten Gefäßfunktion. Hier liegt ein Stoffwechselweg zugrunde, der von Nitrat über Nitrit zu Stickstoffmonoxid (NO) **(siehe auch L-Arginin, Seite 80)** führt und infolgedessen zu einer verbesserten Gefäßfunktion und zu einer Absenkung des Blutdrucks. Ein halber Liter Rote-Bete-Saft täglich getrunken senkt einen erhöhten Blutdruck um bis zu 10 mmHg. Die Wirkung tritt relativ schnell nach dem Genuss ein. Ob die Werte durch einen regelmäßigen Genuss jedoch dauerhaft gesenkt werden können, ist noch unklar.

DIE SACHE MIT DEM SALZ

Die »Salzfrage« beschäftigt viele und wird allenthalben diskutiert. Welches Salz ist für die Ernährung geeignet? Wie viel Salz kann ich verwenden? Welche Kräuter eignen sich als Salzersatz?

SALZ IST NICHT GLEICH SALZ

Naturbelassenes Salz (Himalajasalz oder Meersalz) ist aus meiner Sicht die gesündere Variante zu herkömmlichem Speisesalz, das nur aus den Elementen Natrium und Chlorid besteht. Natursalz enthält hingegen 84 Elemente, jene Baustoffe, die alles Leben auf der Erde hervorgebracht haben. Zusätze wie Rieselhilfen, Fluorid und Jod im Salz sind unnötig, wenn nicht sogar schädlich.

WIE VIEL SALZ DARF ES SEIN?

Unser täglicher Salzkonsum ist bedenklich hoch, versteckt sich doch viel Salz in Brot, Wurst, Hartkäse und Fertigprodukten, denn Salz ist ein Geschmacksverstärker. Die Deutsche Gesellschaft für Ernährung empfiehlt höchstens 6 g Kochsalz täglich. Männer nehmen jedoch durchschnittlich 10 g Salz am Tag zu sich, bei Frauen sind es 8,4 g.

SALZEMPFINDLICHE MENSCHEN

1 g Kochsalz enthält 400 mg wasserbindendes Natrium, das unseren Blutdruck in die Höhe treibt. Unter Bluthochdruckpatienten ist der Anteil salzempfindlicher Menschen relativ hoch. Sie können überschüssiges Salz nur schlecht über die Nieren ausscheiden. Ihr Blutdruck steigt nach Salzkonsum an, während er sich bei unempfindlichen Menschen nicht verändert. Ob Sie zu dieser Gruppe gehören, finden Sie heraus, wenn Sie sich eine Weile salzarm ernähren, denn bis heute gibt es keine einfachen Labortests, mit denen Salzempfindlichkeit getestet werden kann.

KRÄUTER STATT SALZ

Schnittlauch: Er ist blutdruck- und cholesterinsenkend und beugt Arteriosklerose vor.
Petersilie: Die Blätter kurbeln die Ausscheidung von überflüssigem Wasser und wasserlöslichen Stoffwechselendprodukten an.
Basilikum: Wirksame Flavonoide schützen vor freien Radikalen und verhindern dadurch Schäden an den Gefäßen und der DNA.
Liebstöckel: Das Kraut hat eine intensive Würzkraft. Ätherische Öle und Mineralstoffe erhöhen die Harnproduktion.
Wacholder: Die blauschwarzen Beeren unterstützen die Nierenfunktion. Größere Mengen oder eine längere Anwendung können jedoch Nierenreizungen hervorrufen.

Zwiebel

Um die Zwiebel ranken sich viele Sagen. Einst schrieb man ihr die Fähigkeit zu, Gifte, Unheil, dunkle Mächte, Krankheiten wie die Pest und neidvolle Blicke von den Menschen abzuwenden. In ganz Europa gab es deshalb Bräuche, die Zwiebel zum Schutz in Häuser, Ställe und über Krankenlager zu hängen.
Um das Risiko von Gefäßerkrankungen, Herzinfarkten und Schlaganfällen zu verringern, sollten Sie Zwiebeln roh essen. Sie senken den Lipidspiegel, wirken blutverdünnend, indem sie das Aneinanderkleben der Thrombozyten verzögern, und mindern dadurch das Herzinfarkt- und Schlaganfallrisiko. Erfreulich für alle Diabetiker: Zwiebeln haben auch einen blutzuckersenkenden Effekt. Zur Vorbeugung und Therapie altersbedingter Gefäßerkrankungen sollten Sie täglich eine halbe rohe Zwiebel essen. Je schärfer die Zwiebel, desto stärker ist die Wirkung.

Olivenöl

Auf **Seite 55** habe ich Ihnen die blutdrucksenkenden Vorzüge des Olivenblatts vorgestellt. Auch Olivenöl ist ein herzgesundes Nahrungsmittel, doch kommt es hier auf die Qualität an. Natives Olivenöl extra (Extra Virgin Olive Oil) kalt gepresst hat die höchste Gütestufe. Es eignet sich besonders für kalte Speisen und Salate, kann jedoch auch bis maximal 180 °C erhitzt werden, solange es nicht naturtrüb und unfiltriert ist. 2 EL täglich davon in die Speisen gemischt, senken das Risiko für Ablagerungen in den Gefäßen und die günstige Fettzusammensetzung hilft zudem, schädliches LDL-Cholesterin zu senken. Eine Londoner Forschergruppe fand heraus, dass die ungesättigten Fettsäuren im Öl in Gegenwart von Nitraten und Nitriten aus Gemüsen ein Enzym im Blut hemmen, das an der Entstehung von Bluthochdruck beteiligt ist. Die Formel für ein langes Leben heißt also: Olivenöl plus Salat. Dank der einfach und mehrfach ungesättigten Fettsäuren hat Olivenöl auch antioxidative, entzündungshemmende und gerinnungshemmende Eigenschaften.

Ballaststoffe

Sie sind goldrichtig bei hohem Blutdruck. Zwar wandern sie unverdaut durch den Magen-Darm-Trakt, sie sind jedoch alles andere als unnötiger Ballast. Ballaststoffe finden wir reichlich in der Nahrung. Vorausgesetzt, wir essen Vollkornprodukte statt Weißmehl, Gemüse (Karotten, Paprika, Rote Beten, Kohl,

SPARSAM MIT LAKRITZE

Ein übermäßiger Genuss von Lakritze kann zur Erhöhung des Blutdrucks führen. Wer regelmäßig mehr als 100 g der pechschwarzen Süßigkeit vernascht, riskiert gesundheitliche Nachteile, weil Lakritz im Körper die Ausscheidung von Kalium und die Aufnahme von Natrium und Wasser fördert.

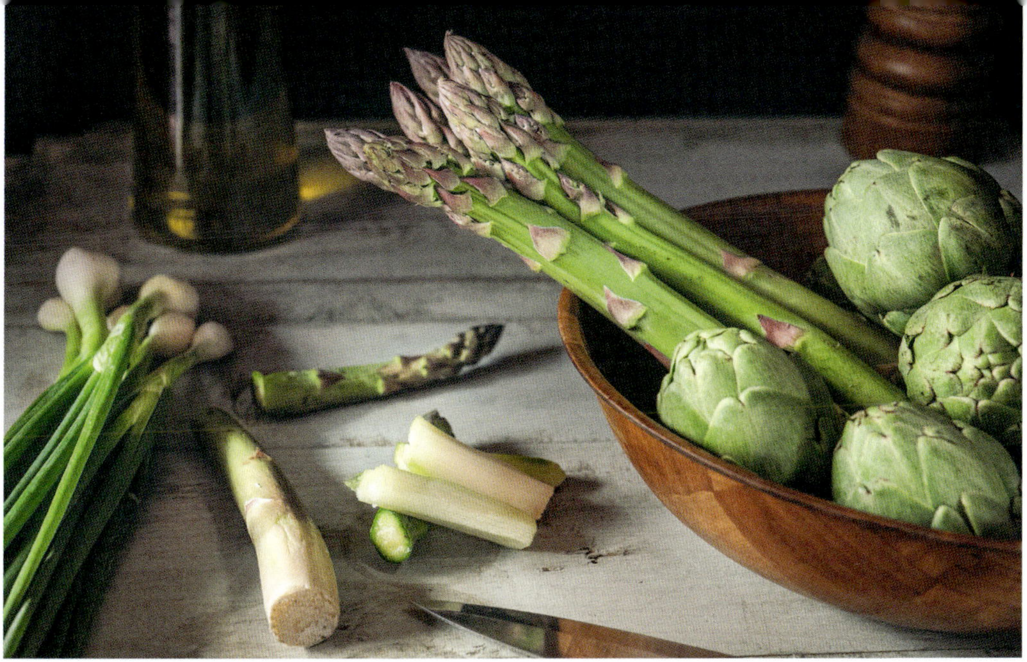

Ballaststoffreiches Gemüse sorgt für einen gesunden Darm und gute Blutwerte.

Fenchel, Kartoffeln) und Obst (Beeren, Äpfel, Quitten) und wir bauen regelmäßig Hülsenfrüchte in unseren Speiseplan ein: Schon mit drei Scheiben Vollkornbrot oder drei Portionen Gemüse beziehungsweise Hülsenfrüchten oder auch mit vier Kartoffeln decken Sie Ihren Tagesbedarf von 30 g Ballaststoffen. Einige Ballaststoffe haben ein starkes Wasserbindungsvermögen oder binden giftige Stoffe. Sie haben einen positiven Einfluss auf die Stuhlkonsistenz und erhöhen das Stuhlgewicht. Das verhindert Funktionsstörungen des Darms wie Verstopfung. Auch der Cholesterinspiegel wird durch Ballaststoffe günstig beeinflusst und somit sinkt das Risiko für Diabetes, Bluthochdruck und Herzerkrankungen. Einige Ballaststoffe können sogar die Darmflora positiv beeinflussen, da sie Nahrung für gute Darmbakterien (Laktobazillen und Bifidobakterien) sind und somit schädliche Darmbewohner verdrängen. Nützliche Darmkeime stellen aus den Ballaststoffen der Nahrung unter anderem eine Fettsäure mit dem Namen Propionsäure her. Sie schützt vor schädlichen Folgen des Bluthochdrucks. Das haben Forscher an der Berliner Charité unlängst herausgefunden. Einige dieser ballaststoffreichen Nahrungsmittel werden als Präbiotika bezeichnet. Reich an diesen Stoffen sind Spargel, Chicorée, Topinambur, Zwiebeln, Knoblauch, Schwarzwurzeln, Artischocken und Akazienfasern.

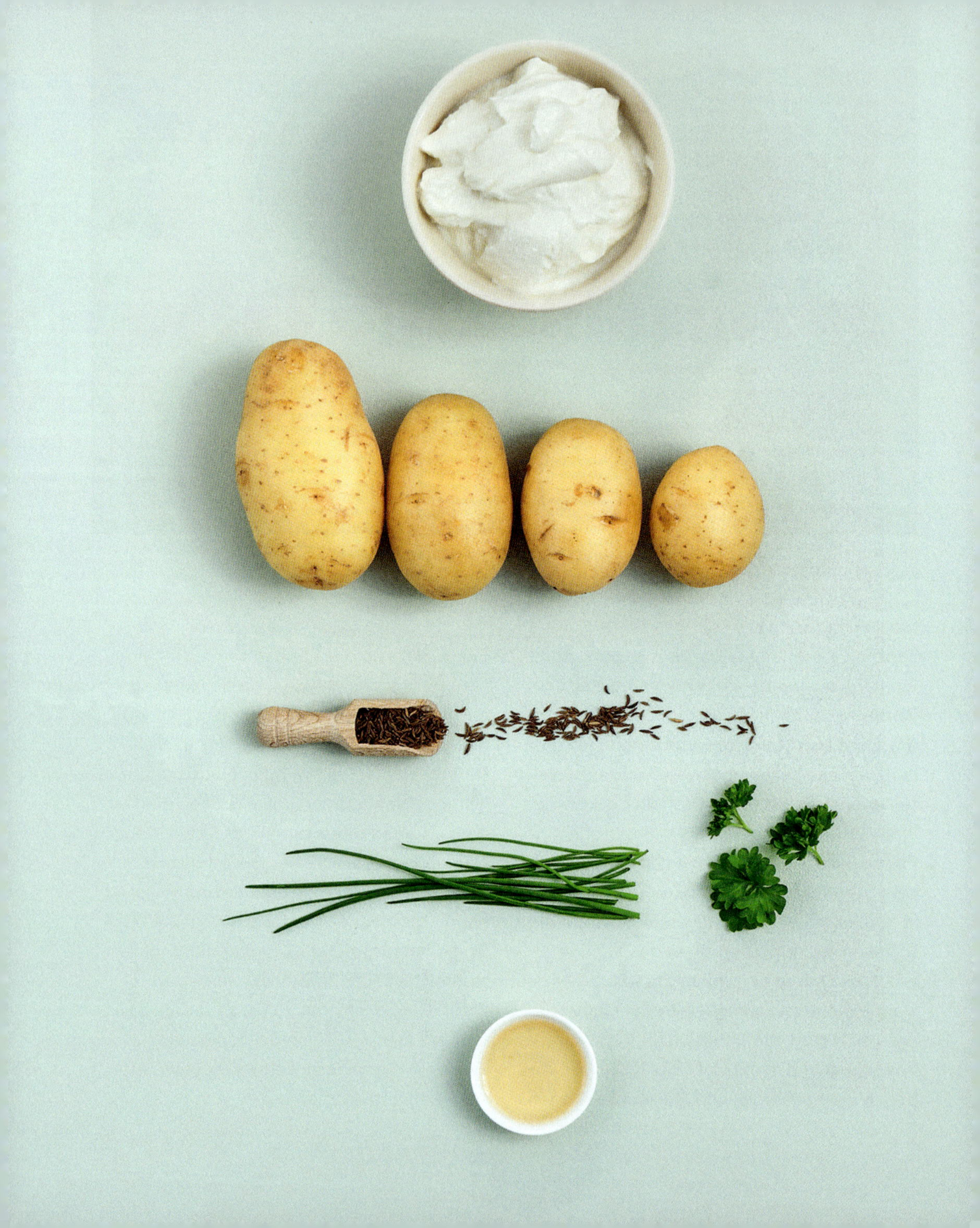

DEM HOCHDRUCK ZU LEIBE RÜCKEN

Jeder Hochdruckpatient hat individuelle Symptome. Und jeder sollte deshalb auch individuell behandelt werden. In Verbindung mit einer optimierten Ernährung können Heilpflanzen, homöopathische Arzneien, Fertigpräparate oder Vitalstoffe das Mittel der Wahl sein.

ABNEHMEN UND ENTLASTEN
94

BESCHWERDEN? DAS HILFT!
104

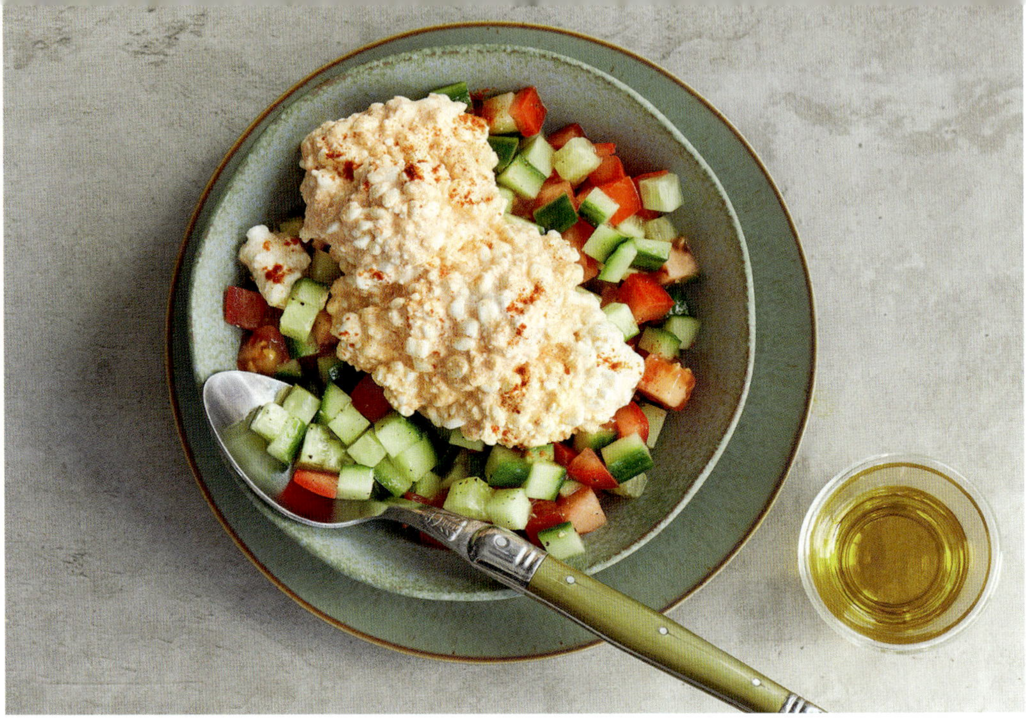

ABNEHMEN UND ENTLASTEN

Der Blutdruck steigt meist mit dem Körpergewicht und dem Lebensalter. Übergewicht ist neben Stress vermutlich der häufigste Auslöser für Hypertonie. Mediziner gehen davon aus, dass zwischen 30 und 60 Prozent der Bluthochdruckbeschwerden auf Übergewicht zurückgehen. Durch gezieltes Abnehmen können Übergewichtige ihren Blutdruck senken. Eine Gewichtsreduktion um 10 Kilogramm kann den systolischen Wert um etwa 15 mmHg vermindern, den diastolischen um 8–10 mmHg. Jedes Kilogramm weniger auf der Waage senkt also den Blutdruck. Nimmt man 5 bis 10 Kilogramm ab, sinkt der Blutdruck im Schnitt so stark wie bei einer Monotherapie mit einem Diuretikum. Bei Menschen mit normalem Blutdruck sinken die Werte beim Abnehmen hingegen kaum.

ÄPFEL UND BIRNEN – WAS DIE FIGUR VERRÄT

Die Form der Fettverteilung im Körper lässt sich mit Birnen und Äpfeln vergleichen. Frauen neigen zur Birnenform, bei der sich das Fett um Po und Hüfte sammelt. Bei Männern siedelt sich der Speck eher um die Taille (Apfelform) an. Der Apfeltyp hat ein höheres Risiko für Herz-Kreislauf-Erkrankungen.

ÜBERGEWICHT ABBAUEN

Ob eine Gewichtsreduktion nötig ist, zeigt Ihnen der sogenannte Body-Mass-Index (kurz BMI). Der BMI berechnet sich aus dem Verhältnis des Körpergewichts in Kilogramm und der Körpergröße in Metern zum Quadrat. Beispiel: Körpergröße 168 cm, Gewicht 83 kg, ergibt einen BMI von 29,4. Liegt der BMI über 25, sollten Sie Ihre Essgewohnheiten genauer betrachten. Besonders gefährlich für die Entwicklung von chronischen Entzündungen (auch Arteriosklerose geht mit entzündlichen Prozessen einher) oder Diabetes ist der Speckgürtel um die Taille. Bei Frauen sollte der Taillenumfang unter 88 cm liegen, bei Männern unter 102 cm.
Im Anschluss stelle ich Ihnen einige Rezepte vom Frühstück bis zum Abendessen vor, die sich günstig auf den Blutdruck auswirken und dabei nur wenig Energie/Kalorien liefern, sodass überschüssige Pfunde purzeln können.

FRÜHSTÜCK

Geben Sie Ihrem Körper morgens das, was er braucht, denn Gehirn, Muskeln und Organe benötigen Energie, um gut zu funktionieren. Wenn Sie zu den Menschen gehören, die nur wenig oder nichts frühstücken wollen, ist das auch ok. Hören Sie auf Ihre Körpersignale, sie weisen Ihnen den richtigen Weg.

TOMATEN-GURKEN-HÜTTENKÄSE

2 reife Tomaten • ¾ Bio-Salatgurke • 2 TL Olivenöl (extra vergine) • Blutdrucksalz • Pfeffer • 400 g körniger Frischkäse • Paprikapulver

Für 2 Portionen • 10 Min. Zubereitung
Pro Portion ca. 215 kcal, 28 g E, 6 g F, 10 g KH

1. Tomaten und Gurke waschen, in möglichst kleine Würfel schneiden und mit Olivenöl, Blutdrucksalz und Pfeffer verrühren.
2. Den Frischkäse mit Paprikapulver abschmecken.
3. Tomaten- und Gurkenwürfel auf zwei Tellern oder einer Platte anrichten und den Frischkäse darauf verteilen.
(siehe Foto Seite 94)

HÜTTENKÄSE

Hüttenkäse ist eiweißreich, fettarm und gehört deshalb zu den Zutaten der Low-Carb-Ernährung. Diese kohlenhydratarme Kostform führt oft schon nach wenigen Wochen zu einem Gewichtsverlust.

HAFERPORRIDGE

8 gehäufte EL Haferflocken • 500 ml Milch (alternativ Pflanzendrink) • Salz • 2 TL Kokosfett • 1 TL Honig • 2 Msp. Ceylon-Zimtpulver • einige Heidelbeeren (alternativ Walnüsse, Apfelstücke oder 2–3 EL Apfelmus) nach Belieben

Für 2 Portionen • 15 Min. Zubereitung
Pro Portion ca. 350 kcal, 13 g E, 16 g F, 35 g KH

1. Die Haferflocken mit Milch, 250 ml Wasser und Salz unter ständigem Rühren aufkochen.
2. Den Topf vom Herd ziehen und 4 Min. zugedeckt stehen lassen, anschließend Kokosfett, Honig und Zimt unterrühren.
3. Je nach Gusto mit frischen Heidelbeeren, Walnüssen, einem halben gewürfelten Apfel oder Apfelmus verfeinern.

HAFER

Hafer vereint mehrere Vorteile: Die Flocken schmecken und sättigen nachhaltig, weil der Blutzuckerspiegel nach ihrem Genuss über mehrere Stunden konstant bleibt. Zudem reduziert der hafertypische Ballaststoff Beta-Glucan nachweislich den Cholesterinspiegel. Haferkleieflocken sind reich an Vitamin B_1, Magnesium und pflanzlichem Protein.

ZWISCHENDURCH

Es muss nicht immer eine Zwischenmahlzeit sein. Wenn Sie zum Frühstück beispielsweise den energiereichen Haferporridge gegessen haben, hält die Sättigung oft bis Mittag an. Jedoch ist ein Snack zwischendurch für alle von Vorteil, die sonst in ein Tagestief fallen.

HEIDELBEER-SMOOTHIE

250 g Heidelbeeren (wenn möglich Wildbeeren oder Bio-Qualität) • 2 kleine Bananen • 400 g Joghurt mit rechtsdrehender Milchsäure • 2 TL Honig • 2 Stängel Minze zum Garnieren

Für 2 Portionen • 10 Min. Zubereitung
Pro Portion ca. 280 kcal, 9 g E, 8 g F, 35 g KH

1. Beeren verlesen und waschen. Bananen schälen und klein scheiden.
2. Beides mit Joghurt und Honig in einem Mixer cremig pürieren.
3. Minze waschen und trocken schütteln. Den Smoothie in Gläser füllen, mit Minze garnieren und genießen. Je nach Energiebedarf kann er eine ganze Mahlzeit ersetzen.

HEIDELBEEREN

Die bei Heidelbeeren unter der Schale liegenden Farbstoffe (Anthocyane) zählen zu den sekundären Pflanzenstoffen. Zahlreiche Studien belegen ihre schützende Wirkung auf die Blutgefäße und ihre vorbeugende Kraft gegen Herz-Kreislauf-Erkrankungen und drohenden Bluthochdruck.

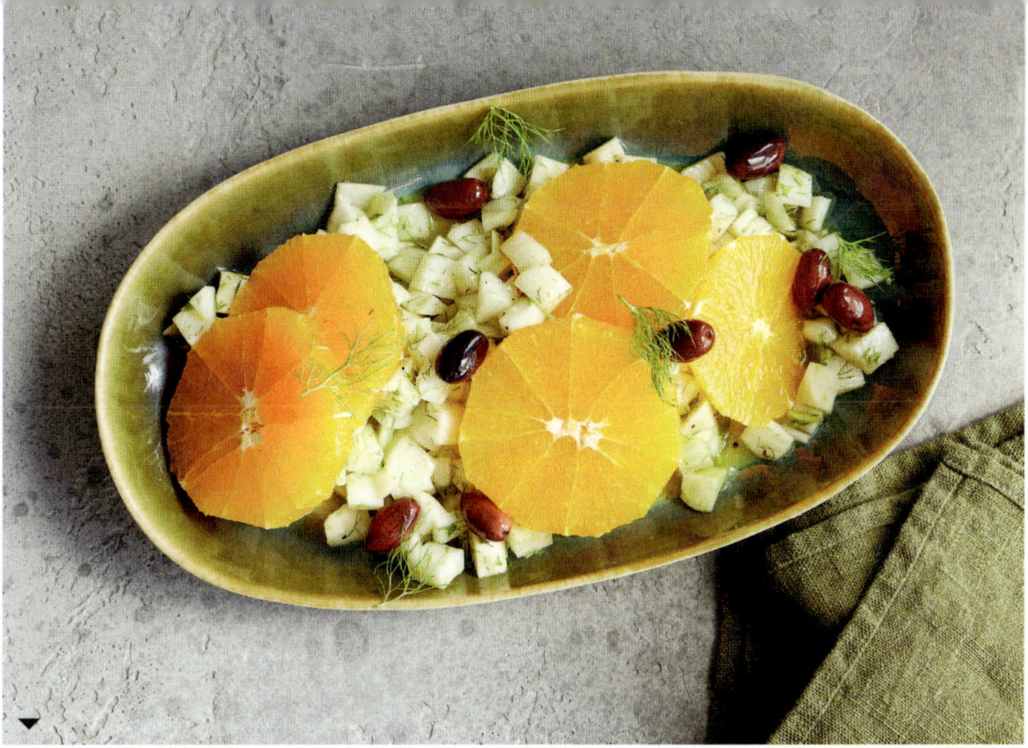

FENCHEL-ORANGEN-SALAT

2 kleine Fenchel • 3 EL Olivenöl • Blutdrucksalz • Pfeffer • 2 kleine Saftorangen • 8 schwarze Oliven

Für 2 Portionen • 15 Min. Zubereitung
Pro Portion ca. 245 kcal, 3 g E, 17 g F, 15 g KH

1. Den Boden der Fenchelknollen entfernen und die Knollen in 0,5 cm große Würfel schneiden. Wenn das Fenchelgrün noch frisch ist, waschen und klein hacken.
2. In einer Schüssel aus Olivenöl, Salz und Pfeffer eine Marinade anrühren. Die Fenchelwürfel und das Fenchelgrün hineingeben und 10 Min. ziehen lassen.
3. Inzwischen die Orangen schälen und in 0,5 cm dicke Scheiben schneiden. Den austretenden Saft in einem Glas auffangen.
4. Nun das Fenchelgemüse samt der Marinade auf zwei Tellern anrichten. Je 2–3 Orangenscheiben darauflegen, den Orangensaft darüber gießen und zum Schluss mit den Oliven garnieren.

FENCHEL

Fenchel ist kaliumreich, steckt voller bioaktiver Substanzen, Ballaststoffe und einigen ätherischen Ölen. Das sorgt für eine natürliche Entwässerung, eine geregelte Verdauung und verhindert eine Fehlbesiedelung des Darms mit krank machenden Keimen.

ROTE-BETE-SAFT

2 kleine Rote Beten (250 g) • 1 mittelgroße Möhre • 1 süß-saurer Apfel (z. B. Jonagold) • 1 Orange • ½ Zitrone • 1 TL Leinöl

Für 1 Tagesportion • 15. Min. Zubereitung
Pro Portion ca. 155 kcal, 2 g E, 3 g F, 26 g KH

1. Rote Beten waschen, schälen und vierteln. Die Möhre waschen und schälen, den Apfel waschen, beides in grobe Stücke schneiden.
2. Rote Beten, Möhre und Apfel nacheinander in einem Entsafter entsaften.
3. Die Orange halbieren und auspressen. Die Zitrone ebenfalls auspressen. Orangensaft, einige Spritzer Zitronensaft sowie das Leinöl in den Obst-Gemüse-Saft rühren und das Getränk über den Tag verteilt trinken.

ROTE BETE

Ein halber Liter Rote-Bete-Saft pur getrunken, senkt den Blutdruck um bis zu 10 mmHg. Durch die Zugabe von Möhre, Apfel, Orange und Zitrone mindern Sie nicht nur den etwas erdigen Geschmack der Roten Bete, sondern nehmen zusätzlich noch ein ganzes Paket an Vitalstoffen zu sich, die für mehr Energie und ein gesteigertes Wohlbefinden sorgen.

MITTAGESSEN

Bis zum Mittag hat der Körper einige Reserven verbraucht. Ein Energieschub ist deshalb wichtig. Wer abnehmen will, sollte jedoch auf Currywurst und Pommes verzichten. Ihre Hauptmahlzeit sollte leicht verdaulich, vitalstoffreich und warm sein.

BUNTE GEMÜSESUPPE

1 große Möhre • 1 Stange Lauch • 1 kleiner Kohlrabi • 1 kleines Stück Knollensellerie • ½ Weißkohl • 1 mittelgroße Zwiebel • 2 Knoblauchzehen • 2 EL Rapsöl • 500 ml salzarme Gemüsebrühe (zum Beispiel: Wacker Gemüsemix ohne Kochsalzzusatz Bio) • 4 frische Wacholderbeeren • 1 Lorbeerblatt • Salz • Pfeffer • Muskat

Für 2 Portionen • 30 Min. Zubereitung
Pro Portion ca. 155 kcal, 5 g E, 7 g F, 12 g KH

1. Gemüse putzen und waschen. Möhre und Lauch in Scheiben schneiden, Kohlrabi und Sellerie fein würfeln, den Weißkohl in feine Streifen scheiden.
2. Zwiebel und Knoblauch schälen und fein hacken. Das Öl in einem Topf erhitzen. Zwiebel, Knoblauch und Gemüse dazugeben und unter Rühren 3 Min. dünsten.
3. Mit der Gemüsebrühe auffüllen, Wacholderbeeren leicht anquetschen, mit dem Lorbeerblatt hinzugeben und alles bei niedriger Hitze 15 Min. garen. Vom Herd nehmen, mit Salz, Pfeffer und Muskat abschmecken und servieren.

FISCH AUF GEMÜSEBETT

2 Seelachfilets (je ca. 180 g) • ½ Zitrone • 3 Möhren • 3 kleine feste Zucchini • 1 mittelgroße Zwiebel • 1 rote Paprika (alternativ gelb) • 2 Stängel Blattpetersilie • 2 El Kräuterbutter • 400 g pürierte Tomaten • salzarme Gemüsebrühe (Instant) • Pfeffer • 2 Zweige Thymian • Blutdrucksalz

Für 2 Portionen • 45 Min. Zubereitung
Pro Portion ca. 425 kcal, 42 g E, 18 g F, 17 g KH

1. Fischfilets säubern. Zitrone auspressen und den Fisch mit dem Zitronensaft beträufeln.
2. Möhren schälen, Zucchini waschen und beides in Scheiben schneiden. Zwiebel schälen und klein hacken. Die Paprika waschen, von Kernen und weißen Trennwänden befreien und in Würfel schneiden. Petersilie waschen, trocken schütteln, vom Stängel zupfen und klein hacken.
3. Zwiebelwürfel in der Kräuterbutter leicht anbraten. Möhren, Paprika und Zucchini dazugeben, mit Tomaten auffüllen und mit etwas Gemüsebrühe und Pfeffer verrühren. Thymianzweige und 2 TL Petersilie in die Soße geben. Zum Schluss die Fischfilets auf das Gemüsebett legen. Den Fisch mit Salz und Pfeffer würzen und zugedeckt ca. 20 Min. bei geringer Hitze garen.
4. Die Thymianzweige aus der Sauce nehmen und den Fisch auf Gemüsebett servieren.

GUT KOMBINIERT

Dazu passt Gurkensalat mit einem Dressing aus Zwiebeln, Dill, Olivenöl, Essig und etwas Blutdrucksalz.

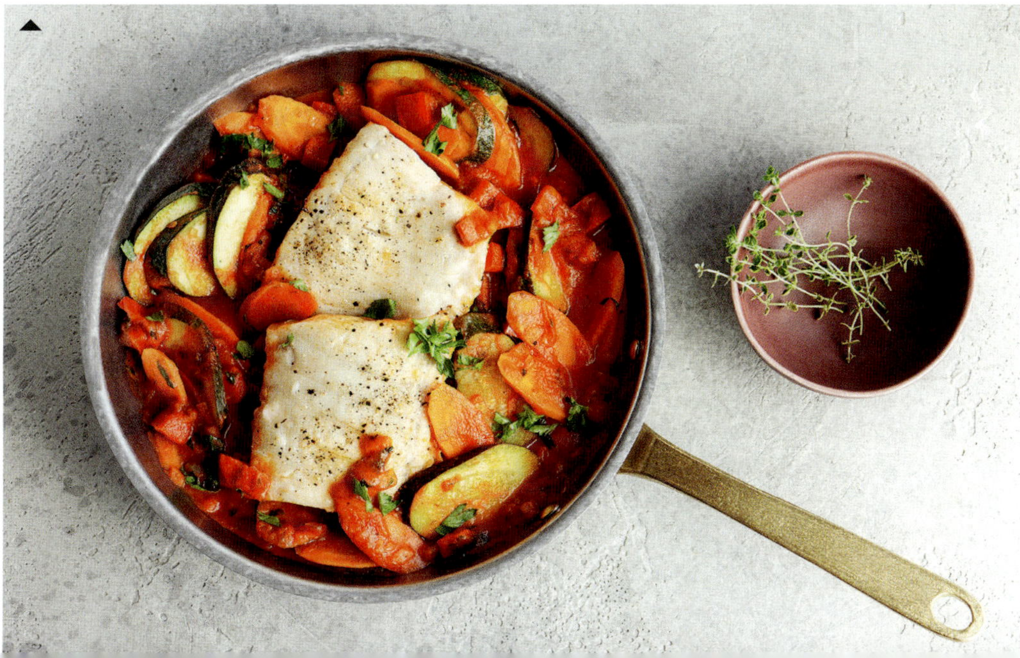

KARTOFFELN MIT BÄRLAUCHPESTO

50 g Pinienkerne • 2 Handvoll Bärlauch • Meersalz (alternativ Blutdrucksalz) • 500 ml Olivenöl (alternativ Rapsöl) • ½ Zitrone • 25 g Parmesan • 500 g kleine vorwiegend festkochende Kartoffeln • 1 Lorbeerblatt nach Belieben

Für 2 Portionen (und 1 großes Glas Pesto) • 45 Min. Zubereitung
Pro Portion ca. 515 kcal, 5 g E, 39 g F, 31 g KH,
Pro EL Pesto ca. 250 kcal, 1 g E, 27 g F, 0 g KH

1. Die Pinienkerne in einer Pfanne ohne Öl bei mittlerer Hitze anrösten.
2. Von den Bärlauchblättern die Stiele entfernen. Die Blätter waschen, trockenschleudern (Wasser im Pesto verkürzt die Haltbarkeit) und grob hacken. Bärlauch mit Salz, Öl und Pinienkernen in einen hohen Messbecher geben und je nach gewünschter Konsistenz pürieren.
3. Zitrone auspressen. Parmesan reiben.
4. Einige Spritzer Zitronensaft und Parmesan zum Pesto geben und mit Salz würzen.
5. Das fertige Pesto in ein sauberes Glas füllen und mit einer Schicht Öl bedecken.
6. Die Kartoffeln in einem Topf mit wenig sparsam gesalzenem Wasser ca. 20 Min. kochen. Ein Lorbeerblatt im Wasser bringt zusätzlichen Geschmack.
7. Die fertigen Kartoffeln nach Belieben pellen, noch dampfend in das Pesto drücken und genießen.

ABENDESSEN

Nach Feierabend stellt sich oft ein Hungergefühl ein. Die optimale Zeit für ein Abendessen liegt zwischen 17:00 und 19:00 Uhr. Zu üppig sollte die letzte Mahlzeit des Tages jedoch nicht sein. Schließlich soll der Körper bald danach auf den nächtlichen Schlaf- und Sparmodus umschalten. Ab und zu darf es mal ein kräftiges belegtes Brot sein, insgesamt sollte die Mahlzeit jedoch möglichst bunt und vitalstoffreich sein.

GEGRILLTER SCHAFSKÄSE MIT SALAT

200 g Schafskäse (Feta) • 1 große Tomate • 1 rote Zwiebel • 3 EL Olivenöl • 1 Msp. Chilipulver nach Belieben • Blutdrucksalz • Pfeffer • 1 Knoblauchzehe • 1 TL gehackte Kräuter nach Wahl (Thymian, Petersilie, Rosmarin) • 2 große Handvoll gemischter Blattsalat • 1 kleine Bio-Zitrone • 2 EL Olivenöl • ½ TL Senf • 1 Prise Zucker

Für 2 Portionen • 50 Min. Zubereitung
Pro Portion ca. 545 kcal, 17 g E, 48 g F, 6 g KH

1. Den Käse aus der Verpackung nehmen und abtropfen lassen.
2. Tomate waschen, den Stielansatz entfernen und die Tomate in Scheiben schneiden. Zwiebel schälen und in Ringe schneiden.
3. Den Backofen auf 160° (Umluft) vorheizen.
4. Eine kleine Auflaufform mit 1 EL Olivenöl einfetten, die Käsestücke in die Mitte legen und nach Belieben mit Chili würzen.

Tomatenscheiben und Zwiebelringe rundum anordnen.

5. Das restliche Olivenöl darüber träufeln. Mit Blutdrucksalz und Pfeffer würzen. Den Knoblauch schälen und durch eine Presse drücken. Knoblauch und Kräuter über den Käse streuen.
6. Das Gericht 30 Min. auf der mittleren Schiene im Ofen backen.
7. In der Zwischenzeit den Salat waschen, putzen und trockenschleudern. Die Zitrone halbieren und auspressen. Zitronensaft, Olivenöl, Senf, je 1 Prise Zucker und Salz zu einer Salatsoße verrühren und diese über den Salat verteilen.
8. Den Käse aus dem Ofen nehmen und mit den Salat servieren.

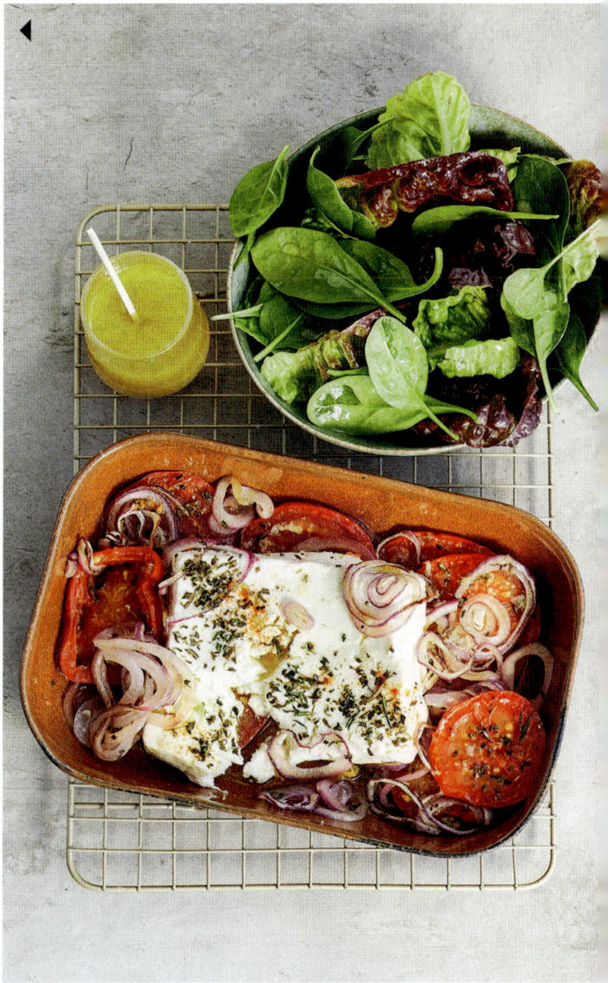

ZWIEBEL-KNOBLAUCH-BROT

2 Scheiben Natursauerteigbrot (alternativ anderes herzhaftes Brot) • 5 g Butter • 2 große Knoblauchzehen • 1 kleine Zwiebel (50 g) • 2 Zweige Thymian

Für 2 Portionen • 10 Min. Zubereitung
Pro Portion ca. 70 kcal, 2 g E, 1 g F, 11 g KH

1. Die Brotscheiben mit Butter bestreichen. Knoblauch und Zwiebel schälen, in sehr feine Würfel oder Scheiben schneiden und auf den Broten verteilen.
2. Thymian waschen, trocken schütteln und die Blättchen abstreifen. Ca. 1 TL Thymian auf die Brote streuen.

ZWIEBELGEWÄCHSE

Zwiebel und Knoblauch wirken nicht nur blutdrucksenkend, sondern haben auch antimikrobielle Eigenschaften – schützen also vor einem Befall mit Bakterien, Viren und Pilzen.

ENTLASTUNG UND BLUTREINIGUNG

Egal, ob Sie einzelne Entlastungstage oder mehrtägige Blutreinigungskuren machen möchten – all diese Maßnahmen sind Teil einer gesunden Lebensführung. Sie stärken das Wohlbefinden und werden bei vielen Zivilisationserkrankungen (Rheuma, Diabetes, Bluthochdruck) empfohlen. Safttage oder Entlastungstage können über eine Entwässerung des Körpers zu einer messbaren Blutdrucksenkung führen. Machen Sie je nach Bedarf zum Beispiel alle zwei Wochen einen Entlastungstag. Das hilft Ihrem Körper nicht nur Gewicht zu verlieren. Auch der Blutdruck wird nachhaltig gesenkt und gleichzeitig werden Stoffwechselendprodukte aus dem Körper heraustransportiert. Trinken Sie an diesen Tagen viel. 2–3 Liter Mineralwasser dürfen es schon sein, vorausgesetzt, Ihre Herz- und Nierenfunktion ist ausreichend gut.

Entlastungstag mit Kartoffeln

Kartoffeln sind Schlankmacher, solange sie nicht in Fett gebraten oder frittiert werden. Wenn Sie einen Entlastungstag mit Kartoffeln machen wollen, sollten Sie an diesem Tag nur Kartoffeln, Quark oder Hüttenkäse mit frischer Petersilie (eines der kaliumreichsten Kräuter) zu sich nehmen. Pro Tag können Sie 8–10 mittelgroße Kartoffeln essen, gerne mit Schale, wenn diese dünn und sauber ist. Bitte entfernen Sie die Schale vor dem Kochen nicht, da sonst wichtige Vitalstoffe und insbesondere das entwässernde Kalium im Kochwasser verlorengehen. Durch einen Kartoffeltag wird Ihr gesamter Organismus entwässert. Ein Gewichtsverlust von bis zu einem Kilo ist dadurch möglich.

Entlastungstag mit Gurkensaft

Auch Saftfasten entlastet Ihren Körper und versorgt ihn mit vielen Vitalstoffen. Probieren Sie doch einmal Gurkensaft. Er entwässert, entsäuert und erfrischt. Schlangengurken sind ideal für Saft, weil sie zu etwa 95 Prozent aus Wasser bestehen, den Rest bilden Ballast- und Vitalstoffe. Aus einer mittelgroßen Gurke gewinnen Sie mit einem leistungsstarken Entsafter (Zentrifugenentsafter, Slow Juicer) etwa 1 Glas Gurkensaft.
Bitte die Gurke nicht schälen, da sich viele Vitamine unter der Schale befinden. Ich empfehle Gurken in Bio-Qualität, um Pestizidbelastungen zu vermeiden. An Entlastungstagen können Sie 2 Gläser Gurkensaft trinken, die restliche Trinkmenge (etwa 1,5–2 l) sollte aus natriumarmem Wasser oder Kräutertee (Brennnessel, Löwenzahn) bestehen.

Zitronen-Knoblauch-Kur zur Blut- und Gefäßreinigung

Bei einer Kur mit Zitrone und Knoblauch werden Gefäßablagerungen, sogenannte Plaques, abgebaut, wodurch das Herz-Kreislauf-System gestärkt und der Blutdruck gesenkt wird. Für nachhaltige Erfolge ist es empfehlenswert, die Kur zweimal im Jahr über jeweils 20 Tage durchzuführen. Bereiten Sie sich für Ihre Kur einen Trank aus 5 Bio-Zitronen und 30 Knoblauchzehen zu: Pürieren Sie die gewaschenen und mit Schale geviertelten Zitronen mit den geschälten Knoblauchzehen und wenig Wasser im Mixer. Verrühren Sie diese Mischung dann mit 1 Liter Wasser in einem Topf und lassen Sie sie kurz aufkochen. Anschließend den Topf vom Herd nehmen und den Saft durch ein Sieb gießen. Zum Schluss mithilfe eines Trichters in eine saubere Flasche füllen, abkühlen lassen und im Kühlschrank lagern. Trinken Sie davon täglich 1 Schnapsgläschen voll und achten Sie während der Kur auf eine maßvolle und vitalstoffreiche Ernährung.

FRÜHLINGSSALAT

Wildkräuter sprießen ab April. Sie binden Gifte aus Nahrung und Umwelt und haben jede Menge Vitalstoffe. Sammeln Sie die Kräuter bei einem Spaziergang und machen Sie sich einen Salat. Verwenden Sie dafür je eine Handvoll grob geschnittene Blätter von:

Brennnessel – kraftvoller Blutreiniger. Die Blätter zunächst durchkneten, damit die Brennhaare brechen.
Birke – entwässert sanft.
Bärlauch – hält die Gefäße elastisch.
Löwenzahn – aktiviert Leber und Nieren.
Giersch – kaliumreich, ausleitend.
Als Dressing mischen Sie 2 EL Olivenöl, 1 EL Apfelessig, 1 TL Senf, Blutdrucksalz und Pfeffer und begießen damit die Blätter.

Unterstützende Mittel

Wenn Sie wenig Zeit für Rückzug und zudem Stress im Alltag haben, können unter anderen folgende Präparate in Kombination mit einer Blutreinigungskur oder einem Entlastungstag ein wahrer Booster sein, um Stoffwechselprozesse und die Ausscheidung von Abfallstoffen über Stuhl, Urin und Schweiß anzukurbeln. Beachten Sie aber: Kurzfristig können dabei Durchfall, unangenehm riechender Urin oder Schweiß entstehen, lassen Sie sich davon nicht beirren. Bitte wählen Sie zunächst nur ein Präparat und achten Sie auf die Reaktion Ihres Körpers. Dosierungsangaben für die Präparate finden Sie in Kapitel 2 oder in den Beipackzetteln der Hersteller.

Fertigpräparate:

- Bärlauch Trunk (Fa. Wierich), Bärlauch Extrakt Bio, GSE Vertrieb

Homöopathie

- Sulfur D6 (**siehe Seite 71**) – das Entgiftungsmittel der Homöopathie, Erstverschlimmerungen sind möglich.

Schüßler-Salze

- Nr. 10 Natrium sulfuricum (**siehe Seite 75**) – das Entschlackungssalz.
- Nr. 23 Natrium bicarbonicum (**siehe Seite 75**) – zur Ausleitung von Säuren.

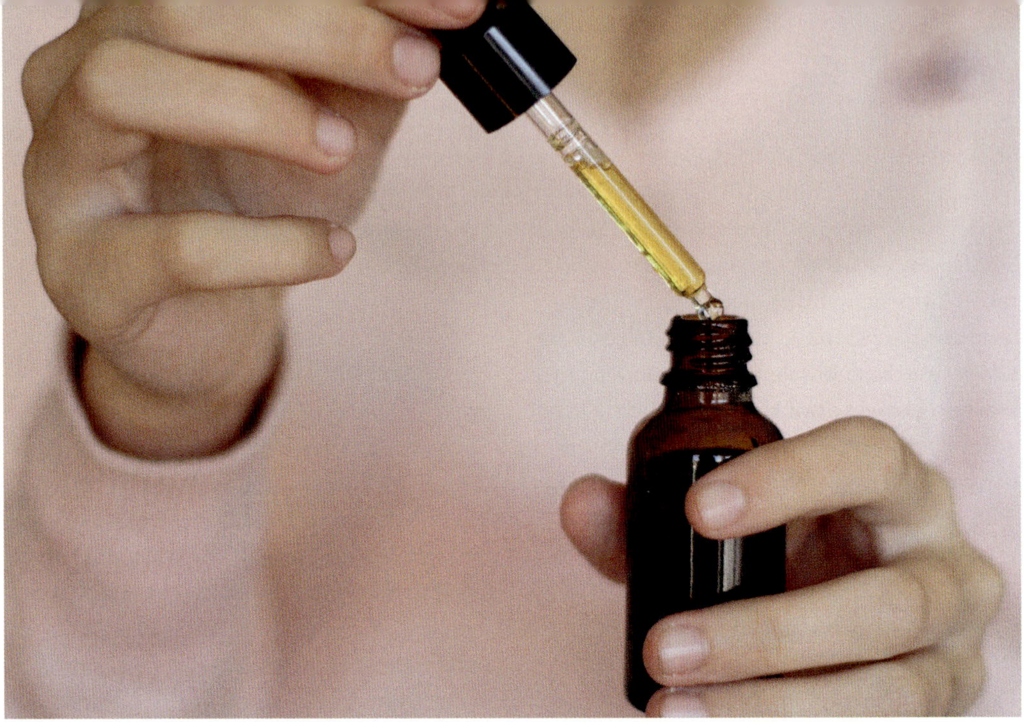

BESCHWERDEN? DAS HILFT!

Der Trend zur Selbstmedikation schreitet voran. Und gerade Beschwerden rund um Bluthochdruck können Sie gut selbst behandeln. Bitte denken Sie jedoch auch an die Grenzen der Selbstmedikation (**siehe Seite 59**). Lassen Sie Beschwerden gleich welcher Art abklären, wenn diese anhalten, sich verstärken oder erstmalig auftreten. Das gilt vor allem für ältere Menschen mit Mehrfacherkrankungen.

NATÜRLICH BEHANDELN

Im folgenden Kapitel zeige ich Ihnen, wie Sie mit naturheilkundlichen Mitteln Beschwerden lindern und damit auch Ihren Blutdruck langfristig regulieren können. Dosierungs- und Anwendungstipps für die Heilpflanzen, homöopathischen Mittel und Präparate, die ich Ihnen hier vorstelle, finden Sie auch **ab Seite 49** oder in den Packungsbeilagen.

ÄNGSTE

Nicht nur körperliche Ursachen, auch psychische Faktoren können Hypertonie entstehen lassen. Allerdings ist die Psyche nur selten alleiniger Auslöser von Bluthochdruck. Umgekehrt können die Beschwerden eines Hochdrucks wie etwa Herzrasen auch Ängste entstehen lassen, die den Blutdruck noch weiter in die Höhe treiben. Beispielsweise ist die sogenannte Weißkittelhypertonie (**siehe Seite 34**) das Resultat von Angst oder Überforderung. Naturheilkundliche Maßnahmen sind bei allen Formen von Ängsten wertvolle Helfer – und manchmal auch sinnvolle Therapiebegleiter. Wenn die Angst im Vordergrund steht, ist eine psychotherapeutische Unterstützung nützlich.

Hilfe aus der Naturheilpraxis

Heilpflanzen

- Mistel (**siehe Seite 54**) als Urtinktur
- Lavendel (**siehe Seite 64**) als Urtinktur
- Johanniskraut (**siehe Seite 65**) als Tee

Fertigpräparate

Monopräparate:

- Ceres Viscum album Urtinktur
- Ceres Lavandula Urtinktur
- Sidroga® Johanniskraut-Tee

Homöopathie

- Aconitum C30 (**siehe Seite 68**) als therapiebegleitendes Notfallmittel bei Bluthochdruckkrisen mit Ängsten, 10 Globuli in Wasser auflösen, schluckweise trinken.

ARTERIOSKLEROSE

Der Begriff Arteriosklerose kommt aus dem Griechischen und bedeutet wörtlich übersetzt »Verhärtung der Ader«. Die krankhafte Veränderung der Arterien wird umgangssprachlich auch als »Arterienverkalkung« bezeichnet. Rund um das vierte Lebensjahrzehnt herum geht es bei vielen los: In den Gefäßen können Blutbestandteile wie Kalk, Fett oder Bindegewebe Plaques bilden. Diese engen das Gefäß ein und es verliert an Elastizität, wodurch sich der Blutdruck erhöht.

Hilfe aus der Naturheilpraxis

Heilpflanzen

- Bärlauch (**siehe Seite 49**) als Tinktur, Pesto, Granulat, frisch in den Salat gestreut
- Hibiskus (**siehe Seite 51**) als Tee
- Mistel (**siehe Seite 54**) als Mazerat, Tropfen, Mistelsaft, Urtinktur
- Knoblauch (**siehe Seite 52**) frisch als Küchengewürz, auch als Dragees, Kapseln, Heilpflanzensaft, Sirup
- Olivenblatt (**siehe Seite 55**) als Tee, Extrakte als Kapseln oder flüssig
- Weißdorn (**siehe Seite 57**) als Tee, Tinktur, Heilpflanzensaft/Elixier, Medizinalwein, Tabletten

Fertigpräparate

Monopräparate:

- Bärlauch Frischblatt Granulat, Dr. Pandalis
- Hibiskusblüten-Tee Bio (A. Weltecke)
- Knobivital ohne Zuckerzusatz Bio

- Olivenblatt-Extrakt flüssig (SinoPlaSan)
- Kwai® N Dragees oder forte (Klosterfrau)
- Schoenenberger® Weißdorn, Naturreiner Heilpflanzensaft

Kombipräparate:

- Doppelherz® aktiv Knoblauchkapseln mit Mistel + Weißdorn
- KMW Knoblauch-Mistel-Weißdorn Kapseln (Kräuterhaus Sanct Bernhard)
- Calxan® Blutdruck Kapseln (Biofitt): Mischung aus Vital- und Pflanzenstoffen

Homöopathie

- Arnica montana (**siehe Seite 68**)
- Aurum metallicum (**siehe Seite 69**)
- Strophanthus (**siehe Seite 71**)
- Cardioselect® N (Dreluso): homöopathisches Mischpräparat

Schüßler-Salze

- Nr. 1 Calcium fluoratum (**siehe Seite 73**)
- Nr. 3 Ferrum phosphoricum (**siehe Seite 73**)
- Nr. 10 Natrium sulfuricum (**siehe Seite 75**)
- Nr. 15 Kalium jodatum (**siehe Seite 75**)
- Nr. 23 Natrium bicarbonicum (**siehe Seite 75**)

Vitalstoffe

- Vitamin B_6, B_9, B_{12}, C, D (**siehe Seite 77**)
- Omega 3-Fette (**siehe Seite 81**)
- Coenzym Q10 (**siehe Seite 81**)
- OPC und Resveratrol (**siehe Seite 82**)

Blick in den Küchenschrank

- Schnittlauch und Zwiebeln (**siehe Seite 90**)
- Grüner Tee (**siehe Seite 86**)
- Olivenöl (**siehe Seite 90**)

BLUTDRUCK-SCHWANKUNGEN

Die genauen Ursachen für Blutdruckschwankungen bleiben oft im Verborgenen. Diabetes mellitus, Fettstoffwechselstörungen, Stress, Nierenerkrankungen, hormonelle Veränderungen wie die Wechseljahre, vergessene Einnahme von (Blutdruck-)Medikamenten, Alkohol, Rauchen oder Wetterwechsel können ein Auf und Ab des Blutdrucks bedingen. Häufigere Blutdruckschwankungen müssen beim Arzt abgeklärt werden. Bei einer Bluthochdruckkrise (**siehe Seite 17**) muss sofort der ärztliche Bereitschaftsdienst oder Notarzt unter 116 117 oder 112 alarmiert werden.

Hilfe aus der Naturheilpraxis

Heilpflanzen

- Mistel (**siehe Seite 54**) als Tee, Tropfen, Mistelsaft, Urtinktur
- Olivenblatt (**siehe Seite 55**) als Tee, Extrakte als Kapseln oder flüssig
- Weißdorn (**siehe Seite 57**) als Tee, Tinktur, Heilpflanzensaft/Elixier, Medizinalwein, Tabletten

Fertigpräparate

Monopräparate:

- Mistel Curarina® Tropfen
- Schoenenberger® Mistel, Naturreiner Heilpflanzensaft
- Olivenblatt Biotee Sanitas
- Crataegutt® Herz-Kreislauf-Tabletten oder Tropfen

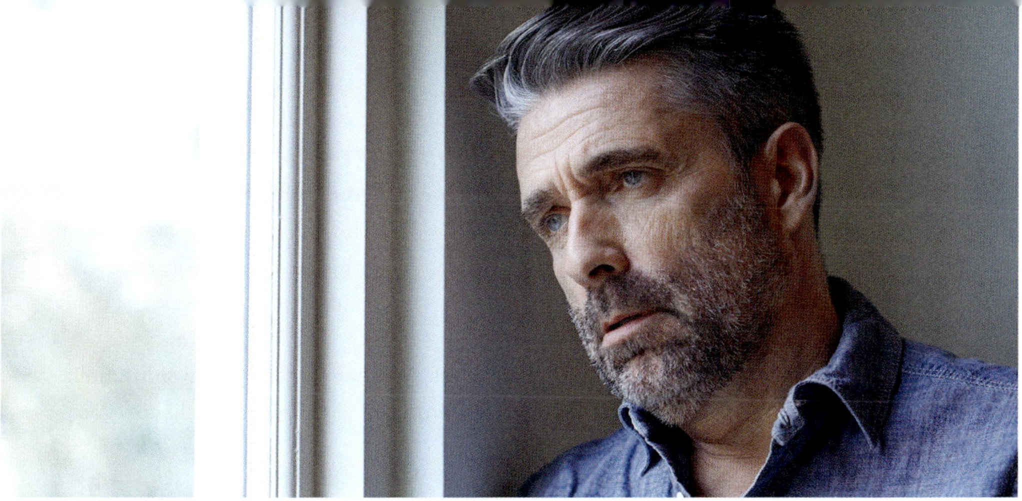

Gefährliches Duo: Bluthochdruck gepaart mit depressiven Stimmungen kann schwerwiegende Folgen haben.

Kombipräparat:

- Homviotensin®, pflanzliches Mittel mit Königin der Nacht (Cactus); Mistel, Weißdorn und Rauwolfia, für Diabetiker geeignet

Homöopathie

- Aconitum D30 (**siehe Seite 68**) 10 Kügelchen bei Bluthochdruckkrisen als therapiebegleitendes Notfallmittel

DEPRESSIONEN

Unterdrückter Ärger und Wut – häufig Ursache von Depressionen – können in erhöhte Spannungszustände münden oder auch eine Blutdruckerkrankung einleiten. Bei Hypertonikern kommen depressive Verstimmungen etwa dreimal so häufig vor wie bei Nicht-Hypertonikern. Das Duo Bluthochdruck und Depression geht mit einem erhöhten Risiko für Herz-Kreislauf-Erkrankungen wie Schlaganfall oder Herzinfarkt einher, wie eine schottische Studie aus dem Jahr 2015 zeigte. Bei einer depressiven Veranlagung sollte der Blutdruck deshalb eng überwacht werden.

Hilfe aus der Naturheilpraxis

Heilpflanzen

- Johanniskraut (**siehe Seite 65**) – bitte die in den Beipackzetteln angegebenen Wechselwirkungen mit einigen Blutdrucksenkern beachten

Homöopathie

- Aurum metallicum (**siehe Seite 69**) – starke Stimmungsschwankungen, Gemüt: depressiv, mutlos, ängstlich
- Rauwolfia serpentina (**siehe Seite 70**) – Bluthochdruck in Kombination mit depressiven Verstimmungen

Schüßler-Salze

- Nr. 15 Kalium jodatum (**siehe Seite 75**) – vor allem in Verbindung mit Funktionsstörungen der Schilddrüse

ERÉKTIONSSTÖRUNGEN

Männer mit Bluthochdruck berichten häufig von einer erektilen Dysfunktion. Und häufig wird auch die Medikation dafür verantwortlich gemacht. Nach den neuesten Erkenntnissen sind jedoch eher Diuretika, weniger die bislang in Verdacht stehenden Betablocker für die nachlassende Manneskraft verantwortlich. Doch meist liegt es gar nicht an den Tabletten: Vielmehr sind verengte Gefäße, Übergewicht und erhöhte Blutfettwerte Ursache der Potenzprobleme. Beruhigend für alle, bei denen es gut läuft: Herzattacken während des Sex kommen viel seltener vor als gedacht.

Bluthochdruck hat Auswirkungen auf das Liebesleben: Doch auch hier kann die Naturheilkunde helfen.

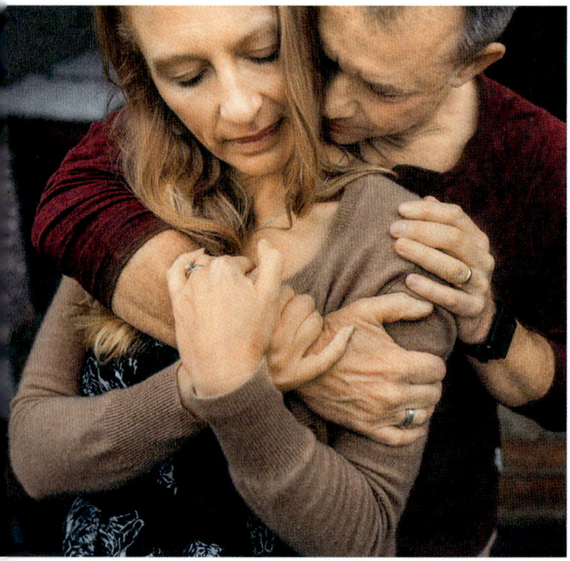

VIAGRA DER AHNEN

Knoblauch wird in alten Kräuterbüchern als Aphrodisiakum gelistet. Er stimuliere zu »irdischen Gelüsten» und »ehelichen Werken«: In manchen Kulturen wurde Priestern deshalb untersagt, davon zu essen.

Hilfe aus der Naturheilpraxis

Heilpflanzen

- Bärlauch (**siehe Seite 49**) als Tinktur, Pesto, Granulat, frisch in den Salat gestreut
- Knoblauch (**siehe Seite 52**) frisch als Küchengewürz, auch als Dragees, Kapseln, Heilpflanzensaft, Sirup

Fertigpräparate

Kombipräparat:

- Arkin® Kapseln (Fa. Köhler) – pflanzliche Extrakte aus grünem Tee, Minze, Brennnessel, Vitaminen und Mineralstoffen

FETTSTOFFWECHSEL-STÖRUNGEN

Unter Fettstoffwechselstörungen (Hyperlipidämien, **siehe Seite 22**) versteht man eine krankhaft veränderte Konzentration von Blutfetten, wie LDL-Cholesterin und HDL-Cholesterin und/oder der Triglyzeride im Blut. Sie sind ein wichtiger Risikofaktor für koronare Herzkrankheiten und Bluthochdruck, da sich die Fette an der Arterieninnenwand anlagern und die Gefäße verengen. Bei Bluthochdruck sollten Sie deshalb Ihre Fettwerte regelmäßig kontrollieren lassen, gegebenenfalls die Ernährung umstellen und nach ärztlicher Verordnung bei Bedarf auch cholesterinsenkende Arzneien einnehmen.

Hilfe aus der Naturheilpraxis

Heilpflanzen

- Bärlauch (**siehe Seite 49**) als Tinktur, Pesto, Granulat, frisch im Salat
- Hibiskus (**siehe Seite 51**) als Tee
- Knoblauch (**siehe Seite 52**) frisch als Küchengewürz, Dragees, Kapseln, Heilpflanzensaft, Sirup
- Olivenblatt (**siehe Seite 55**) als Tee, Extrakt

Fertigpräparate

Monopräparate:

- Bärlauch Frischblatt Granulat, Dr. Pandalis
- Hibiskusblütentee (Kräuterhaus Sanct Bernhard)
- Olivenblatt-Extrakt flüssig (SinoPlaSan)

Kombipräparat:

- Lipidavit® Vital Kapseln (Rodisma Med), Mischung aus Knoblauch, Omega-3-Fetten, Vitamin E und Lezithin

Vitalstoffe

- Vitamin C (**siehe Seite 79**)
- Vitamin D (**siehe Seite 79**)
- Omega-3-Fette (**siehe Seite 81**)
- OPC und Resveratrol (**siehe Seite 82**)

Blick in den Küchenschrank

- Grüner Tee (**siehe Seite 86**)
- Zwiebel (**siehe Seite 90**)
- Ballaststoffe (**siehe Seite 90**)

HERZRASEN/ HERZKLOPFEN

Einen Anstieg der Herzfrequenz mit mehr als 100 Schlägen pro Minute bezeichnet man als Tachykardie. Nach dem Sport, bei Angst, Aufregung oder Vorfreude ist es eine natürliche Körperreaktion, dass der Puls in die Höhe geht. Eine Zunahme der Herzfrequenz, als Herzklopfen oder Herzrasen empfunden, ist Teil einer Reaktion auf körperliche Anstrengung und auf Stressreize. Mitunter tritt die Tachykardie aber auch plötzlich und anscheinend grundlos auf. Blutdruckschwankungen sind ein Grund dafür. Jedoch kommen ursächlich auch weitere Faktoren wie etwa Schilddrüsenüberfunktion, Hormonschwankungen während der Wechseljahre, Blutverluste, Medikamente oder Drogen infrage.

Hilfe aus der Naturheilpraxis

Heilpflanzen

- Weißdorn (**siehe Seite 57**) als Tee, Tinktur, Heilpflanzensaft/Elixier, Medizinalwein, Tabletten

Fertigpräparate

Monopräparate:

- Crataegutt® Herz-Kreislauf-Tabletten oder Tropfen
- Schoenenberger® Weißdorn, Naturreiner Heilpflanzensaft

Homöopathie

- Aconitum D30 (**siehe Seite 68**) – Notfallmittel: 10 Globuli gelöst in Wasser

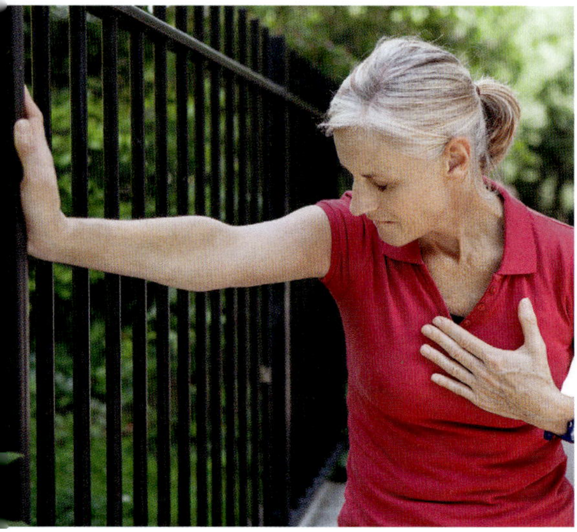

Es kommt unerwartet und macht Angst: Bluthochdruck ist ein möglicher Grund für plötzliches Herzrasen.

- Arnica **(siehe Seite 68)** – bei Herzklopfen und Nasenbluten
- Aurum metallicum **(siehe Seite 69)** – bei Herzklopfen mit raschem, teils unregelmäßigem Puls
- Digitalis purpurea **(siehe Seite 69)** – bei starkem Herzklopfen und Herzschmerz bei körperlicher Anstrengung
- Rauwolfia serpentina **(siehe Seite 70)** – bei Herzklopfen, Herzstichen, unregelmäßigem Herzschlag
- Strophanthus gratus/kombe **(siehe Seite 71)**

Vitalstoffe

- Kalium **(siehe Seite 80)** – nur bei nachgewiesenem Mangel

HERZRASEN: URSACHEN UNBEDINGT ABKLÄREN LASSEN

Hinter einem schnellen Herzschlag können ernsthafte Herzerkrankungen stecken. Bemerken Sie bei sich häufiger Herzrasen oder Herzstolpern, empfinden Sie dies als bedrohlichen Zustand oder tritt es zusammen mit Bewusstseinsstörungen, Schwindel, Ohnmachtsanfällen und Atemnot auf, sollten Sie unbedingt einen Arzt aufsuchen oder in einer akuten Situation den Notarzt holen. Als Erste-Hilfe-Maßnahme kann eine leichte Massage sinnvoll sein: Massieren Sie mit Mittel- und Zeigefinger am Hals die Stelle, an der der Pulsschlag zu spüren ist. Dadurch wird der Karotissinusnerv stimuliert, der den Blutdruck in den Halsschlagadern misst. Möglicherweise lässt sich so die Herzschlagfrequenz senken oder ein Anfall sogar stoppen. Am besten sollten Sie die Massage im Liegen oder Sitzen vornehmen, da der Blutdruck so am schnellsten absinken kann. Bei Symptomen wie Atemnot, Kurzatmigkeit, Engegefühl in der Brust, starken Brustschmerzen, Bewusstlosigkeit und Kreislaufstillstand sollte so schnell wie möglich der Notarzt alarmiert und gegebenenfalls sofort eine Herzdruckmassage durchgeführt werden. Ärztliche Untersuchungen, mit denen Sie in der Praxis die Ursachen eines schnellen Herzschlags abklären lassen können, sind die Elektrokardiografie (EKG), das Langzeit-EKG, der Herz-Ultraschall und die Feststellung der Blutwerte.

KOPFSCHMERZEN

Kommt es zu einem erhöhten Druck auf die Gefäße, kann sich das als Kopfschmerz äußern. Häufig sitzen die Kopfschmerzen am Hinterkopf oder machen sich direkt nach dem Aufwachen bemerkbar.
Sie sollten diese Beschwerden unbedingt ernst nehmen. Denn Kopfschmerzen kommen eher bei langjährig bestehendem Bluthochdruck oder sehr hohen Werten vor – etwa bei einer hypertensiven Krise (**siehe Seite 17**). Hier sollte ärztliche Hilfe in Anspruch genommen werden.

Hilfe aus der Naturheilpraxis

Heilpflanzen

- Mistel (**siehe Seite 54**) als Kaltauszug, Tropfen, Mistelsaft, Urtinktur

Homöopathie

- Aconitum (**siehe Seite 68**) als therapiebegleitendes Notfallmittel, 10 Globuli D30
- Arnica montana (**siehe Seite 68**) – bei drückendem, sich ausdehnendem Kopfschmerz
- Aurum metallicum (**siehe Seite 69**) – bei dröhnendem Kopfschmerz in Begleitung von hochrotem Kopf
- Cactus/Selenicereus (**siehe Seite 70**) – bei pulsierendem Kopfschmerz, der vorwiegend rechts zu spüren ist

Schüßler-Salze

- Nr. 7 Magnesium phosphoricum (**siehe Seite 74**)

KRÄMPFE

Menschen mit Herz-Kreislauf-Erkrankungen sollten auf die Kalium- und Magnesiumversorgung achten, denn beide Mineralstoffe können bei Mangel Krämpfe verursachen oder das Herz schwächen. Der Magnesium- und Kaliumhaushalt ist nicht nur bei Herzschwäche und Herzrhythmusstörungen relevant, sondern bedarf auch bei der Einnahme von blutdrucksenkenden Medikamenten (Diuretika, ACE-Hemmer, Sartane) sowie Digitalispräparaten einer besonderen Überwachung. Es ist nicht der Hochdruck, der Krämpfe auslöst, es sind die blutdrucksenkenden Medikamente, die den Elektrolythaushalt aus dem Gleichgewicht bringen.

Hilfe aus der Naturheilpraxis

Homöopathie

- Cactus/Selenicereus grandiflorus (**siehe Seite 70**) – bei vorwiegend rechtsseitigen Beschwerden

Fertigpräparate

Kombipräparat:

- Tromcardin® duo (Trommsdorff), Mischung aus Kalium und Magnesium

Schüßler-Salze

Nr. 7 Magnesium phosphoricum
(**siehe Seite 74**)

Vitalstoffe

- Kalium (**siehe Seite 80**) – bei Mangel
- Magnesium (**siehe Seite 80**) – wichtig bei stressbedingtem Bluthochdruck

KURZATMIGKEIT

Wenn sich die Herzmuskelfasern aufgrund einer erhöhten Beanspruchung verdicken und versteifen, spricht man von einem sogenannten »Hochdruckherz«. Der Bluthochdruck-Patient bemerkt dies zunächst vor allem an einer zunehmenden Kurzatmigkeit. Unbehandelt entwickelt sich daraus eine Herzmuskelschwäche (Herzinsuffizienz) mit einer Erweiterung der Herzkammern, an der ein Drittel der Hochdruck-Patienten sogar verstirbt. Deshalb lautet das oberste Gebot bei Kurzatmigkeit: Lassen Sie sich möglichst bald ärztlich behandeln! Pflanzliche Mittel aus Weißdorn können die Sauerstoffversorgung des Herzmuskels verbessern und gegebenenfalls eine medikamentöse Therapie unterstützen.

Plötzlich wird die Treppe zum Mount Everest ... Kurzatmigkeit ist ein ernstzunehmendes Warnzeichen.

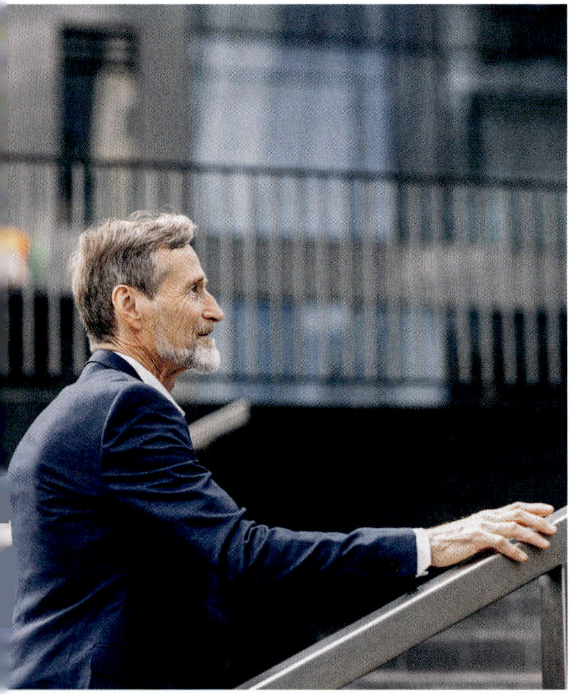

Hilfe aus der Naturheilpraxis

Heilpflanzen

- Weißdorn **(siehe Seite 57)** als Tinktur, Heilpflanzensaft / Elixier, Medizinalwein

Fertigpräparat

Monopräparat:

- Crataegutt® Herz-Kreislauf-Tabletten oder Tropfen

NASENBLUTEN

Das Risiko, unter regelmäßigem Nasenbluten zu leiden, steigt mit dem gleichzeitigen Auftreten eines Diabetes mellitus und arterieller Hypertonie. Bitte lassen Sie sich bei häufiger auftretendem Nasenbluten ärztlich untersuchen. Homöopathische Mittel können die Therapie unterstützen.

Im aktuen Fall sollten Sie sich möglchst aufrecht hinsetzen oder zumindest den Kopf hochlagern, um den Blutdruck im Kopf zu verringern. Eventuell auch den Kopf nach vorne hängen lassen und den Nacken mit einem angefeuchteten Handtuch kühlen. Keinesfalls sollten Sie den Kopf in den Nacken legen. Auch Liegen ist gefährlich, da Blut in die Atemwege gelangen kann. Eine effektive Maßnahme zum Stoppen der Blutung ist das Zusammendrücken der Nasenflügel für einige Minuten. Bitte denken Sie daran, dass sich außergewöhnlich starkes Nasenbluten (kein Stillstand der Blutung bei Erwachsenen nach 20 Minuten) zum Notfall entwickeln kann, und zögern Sie dann nicht Hilfe zu holen.

Hilfe aus der Naturheilpraxis

Homöopathie

- Arnica montana (**siehe Seite 68**) – dunkles Nasenblut nach Anstrengung
- Cactus grandiflorus (**siehe Seite 70**) – Nasenbluten in Verbindung mit Kopfschmerzen
- Rauwolfia serpentina (**siehe Seite 70**) – generelle Blutungsneigung, vor allem aber Nasenbluten

NERVOSITÄT

Dass der Blutdruck bei Aufregung und bei Anstrengung steigt, ist eine normale Funktion unseres Körpers. Doch gibt es auch Hypertoniker, die unter Daueranspannung stehen. Offensichtlich gibt es mehrere Bluthochdruck-Typen. Einmal den Typus mit Übergewicht, Stoffwechselermüdung (Diabetes) und Antriebsarmut und den nervösen Typen, der eher dünnhäutig ist. Sein Bluthochdruck ist oftmals die Folge seelischer Belastungen. Entsprechend zielt die Therapie darauf ab, die Empfindlichkeit zu dämpfen.

Hilfe aus der Naturheilpraxis

Heilpflanzen

- Weißdorn (**siehe Seite 57**) als Tee, Tinktur, Heilpflanzensaft/Elixier, Medizinalwein, Tabletten
- Melisse (**siehe Seite 64**) als Tee
- Lavendel (**siehe Seite 64**) als Tee, Urtinktur
- Passionsblume (**siehe Seite 65**) als Tee, Urtinktur oder Passiflora Nerventonikum
- Entspannungstee (**siehe Seite 65**)

HERZWEIN

Der Herzwein mit Weißdorn und Melisse, den ich Ihnen bereits auf **Seite 57** vorgestellt habe, ist auch ideal bei Nervosität. Er stärkt das schwache Altersherz, gleicht Blutdruckschwankungen aus und beruhigt. Weißdornbeeren geben ihm seine herzstärkende Wirkung, die ätherischen Öle der Melisse helfen, flatternde Nerven zu beruhigen.
Die Zutaten für den gesunden Wein liefert uns die Natur: Der Weißdorn ist heimisch und säumt häufig Waldränder und Gebüsche. Im Herbst können Sie die roten Beeren selbst sammeln. Die Melisse ist anspruchslos. Einmal in den Garten gepflanzt treibt sie mehrjährig, sodass Sie immer einen Vorrat haben. Ernten Sie Melisse am frühen Morgen, wenn der Tau abgetrocknet ist.

SCHLAFSTÖRUNGEN

Viele Hypertoniker wälzen sich nachts in den Kissen. Schlafstörungen können eine direkte Folge anderer Hochdruck-Beschwerden wie Kopfschmerzen, Herzrasen oder Atemaussetzer sein. Durch sie kommt es zu Schlafmangel und der lässt den Blutdruck ansteigen, denn durch zu wenig Schlaf wird die Ausschüttung von Stresshormonen in den Nebennieren aktiviert. Wichtig ist es deshalb, die Faktoren zu finden, die den Schlaf verhindern.

Hilfe aus der Naturheilpraxis

Heilpflanzen

- Baldrian (**siehe Seite 64**) als Tee, Dragees, Tabletten
- Melisse (**siehe Seite 64**) als Tee
- Weißdorn (**siehe Seite 57**) als Tee, Tinktur, Heilpflanzensaft/Elixier, Medizinalwein, Tabletten
- Teemischung für Schlaflose (**siehe Seite 65**) mit Weißdorn, Lavendel und Baldrian

Fertigpräparate

Kombipräparat:

- Seda-Plantina (Klosterfrau), Mischung aus Melisse, Passionsblume, Baldrian, wirkt beruhigend und schlaffördernd

Homöopathie

- Digitalis purpurea (**siehe Seite 69**) – bei Schlaflosigkeit infolge von Herzschmerz, Atemnot
- Strophanthus (**siehe Seite 71**) – bei Schlaflosigkeit aufgrund von Herzunruhe

WAS SIE ZUSÄTZLICH TUN KÖNNEN

- Machen Sie den kalten Schenkelguss nach Pfarrer Kneipp (siehe hintere Innenklappe).
- Achten Sie auf Schlafhygiene. Dazu gehören: regelmäßige Schlafzeiten, ein Wohlfühlklima im Schlafzimmer, Ruhepausen am Tag, moderater Sport, Weglassen von aufputschenden und/oder koffeinhaltigen Getränken wie Kaffee.
- Hilfreich sind zudem Entspannungstechniken wie die Progressive Muskelentspannung nach Jacobson, bei der durch bewusste An- und Entspannung der Muskeln Entspannung erzeugt wird.

SCHWINDEL

Schwindel kann mehrere Ursachen haben. Scheinbar grundloser Schwindel gehört zu den häufigen Symptomen des Bluthochdrucks. Auch ein plötzlicher Blutdruckanstieg kann sich durch Schwindel zeigen. Stress oder vergessene Medikamente sind häufige Auslöser eines starken Blutdruckanstiegs. Lassen die Symptome nicht nach oder verstärken sie sich gar, informieren Sie Ihren Arzt. Kommen Kopfschmerzen, Übelkeit oder Erbrechen hinzu, dann rufen Sie bitte den ärztlichen Bereitschaftsdienst unter der Tele-

fonnummer 116 117, er ist rund um die Uhr erreichbar. Schwindel kann aber nicht nur durch Bluthochdruck, sondern auch durch zu niedrigen Blutdruck ausgelöst werden. In diesem Fall hilft es oft schon, ein großes Glas kühles Wasser zu trinken. Legen Sie sich hin und lagern Sie Ihre Beine etwas hoch, bis der Schwindel nachlässt. Vor allem Diabetiker kennen Unterzuckerung und den damit verbundenen Schwindel nach geistiger oder körperlicher Anstrengung wie auch einigen Stunden Nahrungskarenz. Der Griff zu einem Traubenzucker-Bonbon oder einem Stück Schokolade kann dann schnell Besserung bringen. Durch Wetterumschwung ausgelöster Schwindel ist meist harmlos.
Wenn Sie unsicher sind, was Ihren Schwindel auslöst, suchen Sie sich professionellen Rat. Naturheilkundliche Maßnahmen können die ärztliche Therapie entweder unterstützen oder bei leichten und harmlosen Formen die Beschwerden lindern.

Hilfe aus der Naturheilpraxis

Heilpflanzen

- Mistel **(siehe Seite 54)** als Kapseln, Extrakt oder Pulver
- Weißdorn **(siehe Seite 57)** als Heilpflanzen-Presssaft

Fertigpräparate

Monopräparate:

- Salus® Mistel-Tropfen (Mistelsaft)
- Schoenenberger® Weißdorn, Naturreiner Heilpflanzensaft

Homöopathie

- Arnica montana **(siehe Seite 68)**
- Cactus/Selenicereus grandiflorus **(siehe Seite 70)** – bei Schwindel mit Blutandrang zum Kopf
- Cardioselect® N (Dreluso): homöopathisches Mischpräparat

Wenn sich alles dreht: Verantwortlich für solch eine unfreiwillige Karussellfahrt kann der Blutdruck sein.

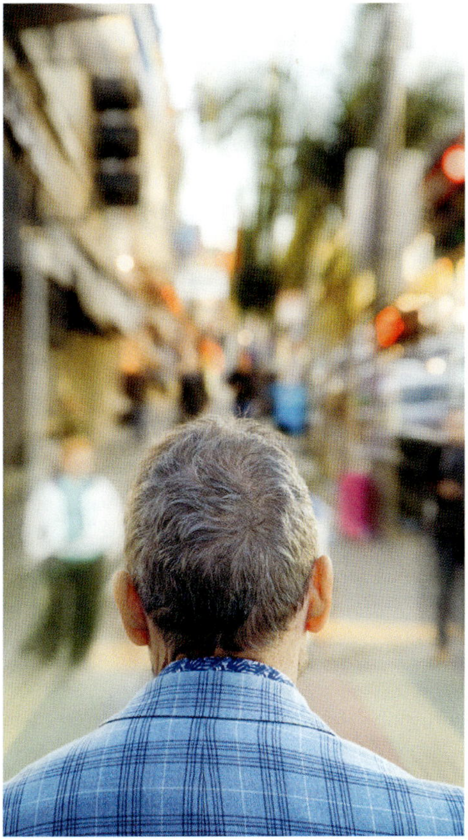

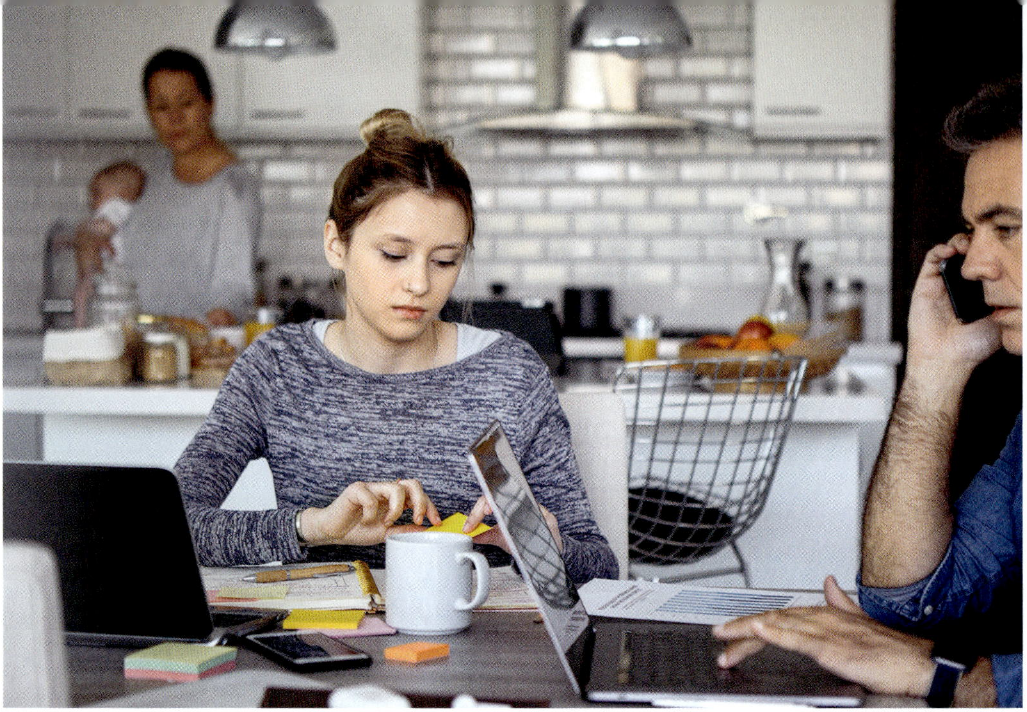

Wo bleibt nur die Pause? Anhaltender Stress macht krank und führt auf Dauer auch zu chronischem Bluthochdruck.

STRESS

Der Blutdruck steigt bei Stress, denn dann ist Höchstleistung gefragt. Gehirn und Muskeln müssen umgehend mit mehr Energie versorgt werden, Stresshormone werden ausgeschüttet, das Herz pumpt schneller und die Gefäße verengen sich. Anhaltender Stress führt nicht nur zur Steigerung des Blutdrucks, sondern beeinflusst nahezu alle Körpervorgänge. So berichten Stressgeplagte von Kopfschmerzen, gehäuften Infekten, Libidomangel, Magen-Darm-Beschwerden, Verspannungen, Schlafstörungen bis hin zu Stoffwechselentgleisungen wie Diabetes.

Hilfe aus der Naturheilpraxis

Heilpflanzen

- Weißdorn (**siehe Seite 57**) als Tee, Tinktur, Heilpflanzensaft, Medizinalwein, Tabletten
- Mistel (**siehe Seite 54**) als Tropfen, Saft
- Melisse (**siehe Seite 64**) als Tee
- Lavendel (**siehe Seite 64**) als Tee, Urtinktur
- Teemischung zum Entspannen (**siehe Seite 65**)

Fertigpräparate

- Passiflora Nerventonikum (WALA)
- Cardioselect® N (Dreluso)

Schüßler-Salze

- Nr. 7 Magnesium phosphoricum (**siehe Seite 74**) als »Heiße Sieben«

STRESS & HOCHDRUCK

Vermutlich sind wir in Stresssituationen alle mal »auf 180« … Das ist nicht nur eine Mentalitätsfrage. Es passiert fast jedem von uns und lässt sich kaum vermeiden. Was aber, wenn dieser Zustand anhält?

DAS STRESSSYSTEM

Eine der wichtigsten Ursachen für hohen Blutdruck ist Stress – eine biologische Reaktion auf starke Belastung, bei der die Nebennieren vermehrt Stresshormone wie Cortisol ausschütten. Der körperliche Alarmzustand dient dazu, den vermehrten Energiebedarf zu decken, und lässt den Blutzuckerspiegel steigen. Die Blutgefäße verengen sich und der Blutdruck steigt. Dauerhafter Stress macht krank. Die Liste der Faktoren, die Stress auslösen können (in Fachkreisen Stressoren genannt), ist lang. Mit Blick auf den Bluthochdruck geht es hier weniger um kurzzeitige Stressmomente, die durch Schreck, Hitze, Kälte, Schmerz oder Lärm entstehen. Vielmehr geht es um länger anhaltende Stresssituationen, die wir aufgrund von Erfahrung unterschiedlich wahrnehmen und bewerten: Dazu gehören ständiger Leistungsdruck, Konflikte, Überforderung oder Ängste. Mehr zu diesem Thema und wie Sie dem Stress mithilfe von ausgewählten Pflanzenzubereitungen besser begegnen können, finden Sie in meinem Ratgeber »Natürliche Stresskiller« **(siehe Seite 124)**. Wenn die Nerven flattern, haben sich beispielsweise Pflanzenzubereitungen aus Ashwagandha, Passionsblume, Lavendel oder Melisse bewährt. Tagsüber sorgen sie für ruhige Nerven, am Abend eingenommen für einen erholsamen Schlaf.

STRESS ABBAUEN

Gönnen Sie sich Ruhepausen. Das Erlernen von Entspannungstechniken wie Autogenem Training oder Progressiver Muskelrelaxation ist eine Möglichkeit. Wenn Sie lieber körperlich tätig sind, dann können Yoga oder Sport **(siehe hintere Innenklappe)** Entspannung und Erholung bringen. Wenn das alles nichts hilft, ist professioneller Rat gefragt. Eine Verhaltenstherapie kann helfen, Aufgaben zu sortieren oder zu delegieren, Stressfallen und -faktoren zu erkennen und verfestigte Verhaltensmuster abzulegen. In stressigen Zeiten profitieren Sie außerdem von leicht verdaulichen und warmen Mahlzeiten und kleinen Zwischenmahlzeiten. Auch Meditationen, regelmäßige Pausen und moderate Bewegung an der frischen Luft können dazu beitragen, dass Sie zur Ruhe kommen, und sich somit positiv auf den Blutdruck auswirken.

WASSERAN-SAMMLUNGEN

Erhöhter Druck in den Venen (ausgelöst durch Herzschwäche oder Krampfadern), zu geringe Eiweißkonzentration im Blut, Störungen im Lymphabfluss, Schäden an den Blutgefäßen, Nieren- oder Lebererkrankungen wie auch Allergien und einige Medikamente (Antidepressiva, Entzündungs- und Schmerzhemmer, Kortison) können zu Wassereinlagerungen (Ödemen) im Gewebe führen und in der Folge den Blutdruck ansteigen lassen. Bitte lassen Sie immer die Ursache der Wasseransammlung von einem Arzt abklären, da die zugrunde liegende Erkrankung behandelt werden muss. Wassertreibende Medikamente (Diuretika – **siehe Seite 41** oder Aquaretika – **siehe Seite 59**) können zwar das Symptom, jedoch nicht die Ursache behandeln. Die ausschließliche Behandlung mit Heilpflanzen ist nur geeignet für Patienten mit leichtem bis mittelschwerem Bluthochdruck, einer Herzschwäche Grad I bis II oder bei leichteren Formen der Niereninsuffizienz. Bitte wenden Sie bei stark erhöhten Bluthochdruckwerten die

Nicht auf die leichte Schulter nehmen: Für geschwollene Beine und Füße kommen viele Ursachen infrage.

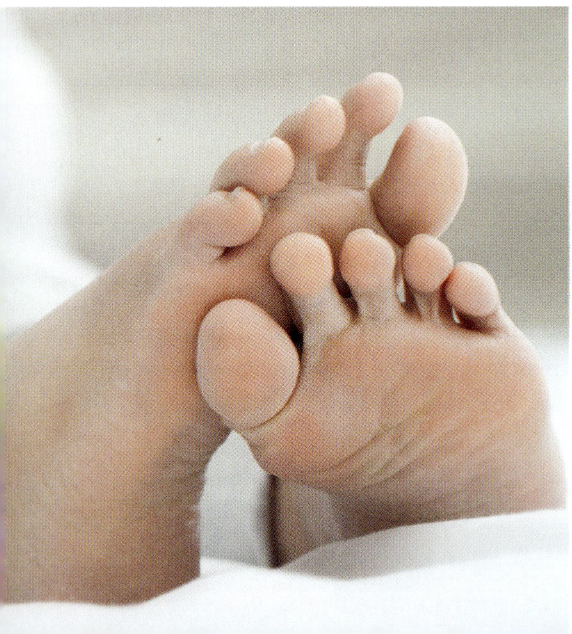

HERZWEIN NACH HILDEGARD

Dieser Petersilientrank gilt als Universalmittel für das Herz. Schon die Benediktinerin und Kräuterkundige Hildegard von Bingen (1098–1179) empfahl den Wein, um Herz und Milz natürlich zu stärken.
Kochen Sie 10 Stängel glatte Petersilie und ein circa 8 cm langes Stück grob zerkleinerte Petersilienwurzel mit 2 EL Weinessig und 1 l Bio-Rotwein 5 Minuten lang auf. Fügen Sie 100 g Honig (Diabetiker bitte Zuckergehalt beachten) hinzu und lassen Sie alles weitere 5 Minuten kochen. Seihen Sie das Gemisch dann durch ein Leinentuch ab und füllen es in eine saubere Flasche. So zubereitet ist der Wein mehrere Monate haltbar. Trinken Sie davon kurmäßig über 4–6 Wochen 2-mal täglich 1 Likörgläschen voll.

hier genannten homöopathischen Medikamente und Schüßler-Salze nur therapiebegleitend in Kombination mit Diuretika und Aquaretika an und informieren Sie Ihren Arzt über die Anwendung dieser Präparate.

Hilfe aus der Naturheilpraxis

Heilpflanzen

- Birke (**siehe Seite 59**) als Tee oder Presssaft
- Brennnessel (**siehe Seite 60**) als Tee oder Presssaft
- Goldrute (**siehe Seite 61**) als Tee
- Hibiskus (**siehe Seite 51**) als Tee
- Hauhechel (**siehe Seite 61**) als Tee
- Liebstöckel (**siehe Seite 62**) als Tee
- Petersilie (**siehe Seite 62**) Wurzel als Tee, Presssaft oder frisches Kraut
- Schachtelhalm (**siehe Seite 63**) als Tee oder Presssaft

Fertigpräparate

Monopräparate:

- Birkenblätter-Tee (Bombastus)
- Brennnesselblätter-Tee (Aurica)
- Schoenenberger® Brennnesselsaft
- Goldrutenkraut-Tee (Sidroga)
- Goldruten Tinktur (Wellnest Herbazeutika)
- Hauhechelwurzel-Tee (Bombastus, Caleo)
- Hibiskusblütentee Bio (A. Weltecke)
- Liebstöckel-Tee (Herbathek)
- Petersilien-Presssaft (Schoenenberger®)
- Schachtelhalm-Tee (Sidroga)

Kombipräparate:

- Kneipp® 3-Kräuter Entwässerung plus. Mischung aus Brennnessel, Petersilie, Wacholder und Magnesium – unterstützt die Entwässerung auf natürliche Weise, ohne die Elektrolyte zu verschieben.
- Biofax® classic Hartkapseln (Mischung aus Birkenblättern, Hauhechelwurzel, Bohnenschalen). Regt die Wasserausscheidung an, ohne Elektrolyte zu verschieben.

Homöopathie

- Digitalis purpurea (**siehe Seite 69**) – bei Wassereinlagerungen bedingt durch Herzinsuffizienz
- Strophanthus (**siehe Seite 71**) – bei generalisierten Wassereinlagerungen oder Einlagerungen in Beinen und Lunge

Schüßler-Salze

- Nr. 8 Natrium chloratum (**siehe Seite 74**) – kann gut mit Diuretika und Aquaretika kombiniert werden

Vitalstoffe

- Kalium (**siehe Seite 80**) – nur bei Mangel

WAS SIE ZUSÄTZLICH TUN KÖNNEN

Trinken Sie Wasser mit dem Zusatz »geeignet für eine natriumarme Ernährung« (Beispiel: Rieser Urwasser Bio, alwa Mineralwasser). Diese Wässer haben einen Natriumanteil von weniger als 20 mg pro Liter. Sie entwässern den Körper besser als Wasser mit hohem Natriumanteil. Trinken Sie zwischendurch auch den Gurkensaft von **Seite 102**.

BESCHWERDEN VORBEUGEN

Vorbeugen ist besser als Heilen, weiß der Volksmund. Werden Sie also bereits aktiv, wenn Sie zu bestimmten Risikogruppen gehören oder sich erhöhte Laborwerte zeigen, die noch keine Beschwerden bereiten.

THROMBOSEN VERMEIDEN

Eine Thrombose ist eine gefährliche Erkrankung, weil es dadurch zu einem Gefäßverschluss kommt. Sie entsteht, wenn sich die Fließeigenschaften des Blutes ändern, der Blutfluss sich verlangsamt oder die Innenwände der Blutgefäße beschädigt sind. Am häufigsten kommen Thrombosen in den Venen im Bein vor.

Risikofaktoren für das Entstehen sind Übergewicht, Rauchen, Diabetes, die Einnahme der Pille und eben auch Bluthochdruck. Lassen Sie es nicht so weit kommen: Heilpflanzen wie Bärlauch, Knoblauch oder Olivenblätter können die Verklebung von Blutplättchen verhindern, somit kommt es zur Blutverdünnung und die Gefahr von Thrombosen sinkt.

HILFE AUS DER NATURHEILPRAXIS

Heilpflanzen

- Bärlauch **(siehe Seite 49)** als Tinktur, Pesto, Granulat, frisch in den Salat gestreut
- Knoblauch **(siehe Seite 52)** frisch als Küchengewürz, auch als Dragees, Kapseln, Heilpflanzensaft, Sirup
- Olivenblatt **(siehe Seite 55)** als Tee, Extrakt, Kapseln oder flüssig

Fertigpräparate

Monopräparate:

- Bärlauch Extrakt Bio, GSE Vertrieb
- Knoblauch-Kapseln (Kräuterhaus Sanct Bernhard)
- Olivenblattextrakt Kapseln hochdosiert
- Oleuropein 40 % (Sunday Natural)

Blick in den Küchenschrank

- Kakao **(siehe Seite 88)**
- Olivenöl **(siehe Seite 90)**
- Zwiebel **(siehe Seite 90)**

THROMBOSEN ERKENNEN

Für eine Venenthrombose gibt es typische Anzeichen. Bitte suchen Sie umgehend einen Arzt auf oder rufen Sie den notärztlichen Bereitschaftsdienst (Tel.: 116 117), wenn Sie eines oder mehrere dieser Symptome bei sich beobachten:

- Schweregefühl: Das Bein fühlt sich schwer an und spannt.
- Wadenschmerzen: Die Beschwerden sind einseitig und verschlechtern sich beim Auftreten, sie ähneln einem Muskelkater.

- Schwellung: Ein Teil oder das ganze Bein wird dicker.
- Erwärmung der Haut: Vergleichen Sie die Temperatur mit der des anderen Beins.
- Verfärbung: Blasse, rötliche, violette oder glänzende Haut ist ein Alarmzeichen.

Die Thrombose selbst ist meist nicht lebensgefährlich. Es können daraus aber Embolien (gelöste Blutpfropfen) entstehen, die sich in der Lunge stauen und im schlimmsten Fall zum Tod führen.

HOMOCYSTEIN ERHÖHT – DIE FOLGEN VERMEIDEN

Homocystein **(siehe Seite 78)** ist ein Zwischenprodukt im Eiweißstoffwechsel. Jeder Überschuss wird bei gesunden Menschen mit ausreichender Vitaminversorgung abgebaut. Störungen dieses Stoffwechselweges entstehen häufig durch Rauchen, bei Nierenerkrankungen und vor allem durch einen Mangel an Vitamin B_6, B_{12} und B_9 (Folsäure). Bis zu 10 Prozent der Bevölkerung leiden unter einem erhöhten Homocysteinspiegel im Blut. Dies ist ein Risikofaktor für Thrombosen, Arteriosklerose und daraus resultierenden Bluthochdruck, Herzinfarkt und Schlaganfall. Einige Mediziner bezeichnen Homocystein als das neue Cholesterin.

HILFE AUS DER NATURHEILPRAXIS

Vitalstoffe

- Vitamin B_6, B_9 und B_{12} **(siehe Seite 77)**
- L-Arginin **(siehe Seite 80)**

Fertigpräparate

Kombipräparate:

- Folsäure+B6+B12 (The Nutri Store)
- vasoLoges® protect, Fa. Loges, verbessert die Gefäßfunktion und senkt erhöhte Homocysteinwerte, Mischung aus sieben Vitalstoffen: Vitamin K_2, Vitamin B_6, Folsäure, Vitamin B_{12}, L-Arginin, Pycnogenol®, Alpha-Liponsäure
- Arginin plus Folsäure Kapseln (Quintessenz Health), bessert erhöhte Homocysteinwerte, Mischung aus L-Arginin, Vitamin B_6, Folsäure, Vitamin B_{12}

Thrombose-Gefahr reduzieren: Olivenöl und Tee aus Olivenblättern wirken sich positiv auf das Blut aus.

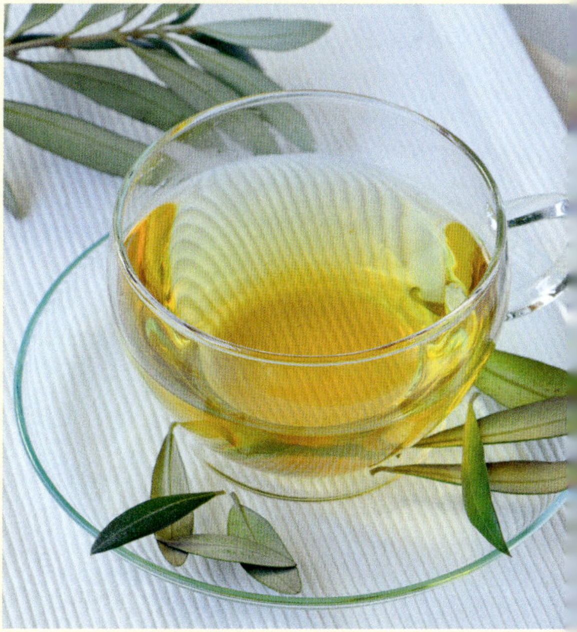

GLOSSAR

Arteriosklerose

Eine krankhafte Einlagerung von Cholesterin, Fetten und anderen Stoffen an die innere Wandschicht arterieller Blutgefäße. Dadurch werden diese enger und steifer. Da jedoch weiterhin die gleiche Menge Blut durch die Gefäße gepresst werden muss, erhöht sich der Blutdruck.

Cholesterin

Eine fettähnliche Substanz, die am Aufbau von Zellmembranen und Stoffwechselvorgängen beteiligt ist. Cholesterin ist zudem Ausgangsstoff für Vitamin D und Gallensäure und wird zum Großteil vom Körper selbst produziert. Damit es im Blut transportiert werden kann, verbindet es sich mit Eiweiß und es entstehen sogenannte Lipoproteine. Je nach Dichte werden sie eingeteilt in High-Density- (HDL), Low-Density- (LDL) und Very-Low-Density-Lipoproteine (VLDL), eine Vorstufe des LDL. Je höher der Lipidanteil, desto schädlicher die Verbindung. Deshalb wird LDL auch als »schlechtes« und HDL als »gutes« Cholesterin bezeichnet. Zu hohe LDL-Werte sind ein Risikofaktor für Arteriosklerose.

Diabetes

Bei Diabetes mellitus liegen zu hohe Blutzuckerspiegelwerte vor. Daher spricht man auch von »Zuckerkrankheit«. Ein lebensnotwendiges Stoffwechselhormon, das Insulin, spielt bei der Entwicklung von Diabetes eine wichtige Rolle. Es gibt verschiedene Diabetes-Formen. Bedeutend ist Diabetes Typ 2. Eine Diagnose muss ernst genommen werden, denn zu den Folgeerkrankungen gehören Herz-Kreislauf-Erkrankungen wie Schlaganfall oder Herzinfarkt. Die Kombination von Diabetes und Bluthochdruck kommt häufig vor.

Diastole

Der diastolische Blutdruckwert ist immer deutlich niedriger als der systolische. Es ist der Druck in den arteriellen Gefäßen, der bei Erschlaffung des Herzmuskels übrigbleibt. Während der Phase der Diastole füllen sich die Kammern des Herzens mit Blut aus den Vorhöfen, das bei der nächsten Kontraktion (Systole) in die Gefäße ausgestoßen wird.

Diuretika

Arzneimittel mit harntreibenden Eigenschaften. Sie wirken auf die Nieren, die vor allem für die Urinbildung zuständig sind. Damit gewähren sie eine erhöhte Wasserausscheidung und entlasten so reflektorisch den Druck in den Gefäßen.

Hypertonie

Medizinischer Fachausdruck für Bluthochdruck. Auf Dauer verursacht ein zu hoher Blutdruck schwerwiegende Schäden an den Gefäßen, dem Herz und anderen lebenswichtigen Organen.

Hypertensive Krise

Hochdruckkrise; krisenhaftes Ansteigen des Blutdrucks; Behandlung kann ambulant erfolgen.

Hypertensiver Notfall
Krisenhaftes Ansteigen des Blutdrucks mit akuten Störungen der Durchblutung des Gehirns wie Sehstörungen, Schwindel, Bewusstseinsstörungen oder neurologischen Ausfällen; Klinikeinweisung erforderlich.

Hyperlipidämie
Eine Fettstoffwechselstörung, die manchmal auch als Hyperlipoproteinämie (HLP) bezeichnet wird. Es besteht eine erhöhte Konzentration von Cholesterin und Triglyzeriden im Blut. Die Kombination von Bluthochdruck und erhöhten Fettwerten im Blut kommt häufig vor.

Hypotonie
Medizinischer Fachausdruck für zu niedrigen Blutdruck (unter 100/60 mmHg). Dies wird auch als Blutniederdruck bezeichnet.

RR – Riva Rocci
Der Blutdruck ist erst seit etwa 130 Jahren messbar. Die heute noch gängige Methode geht auf den Mediziner Scipione Riva-Rocci zurück. Das Kürzel RR (für Riva-Rocci) wird als Abkürzung für den arteriellen Blutdruck verwendet.

Schlafapnoe-Syndrom
Durch Grunderkrankungen wie Bluthochdruck, Lungenerkrankungen oder auch psychische Störungen können Atemunterbrechungen während des Schlafs entstehen. Der Blutdruck kann bei einem Schlafapnoe-Syndrom schwer einstellbar sein.

Stress
Reaktion des Körpers auf starke Reize wie etwa Kälte, Lärm, Konflikte, Operationen. Es kommt zur Ausschüttung der Stresshormone Adrenalin, Noradrenalin und Kortisol aus den Nebennieren; hervorgerufen durch Stressfaktoren (Stressoren). Es gibt positiven Stress (sogenannten Eustress), der die Lebensaktivität beflügelt, und schädlichen Stress (sogenannten Disstress). Bei Disstress sind die Stressreaktionen des Körpers überaktiv und können bei chronischer Einwirkung den Verlauf von Bluthochdruck und Arteriosklerose ungünstig beeinflussen.

Systole
Die Kontraktionsphase (das maximale Zusammenziehen) der Herzkammern, die bei jedem Herzschlag erfolgt. Der systolische Blutdruckwert misst den Druck beim Herzschlag, wenn sauerstoffreiches Blut in die Gefäße gepumpt wird. Es ist der erste und stets höhere Wert der beiden Blutdruckzahlen (vgl. Diastole).

Triglyzeride
Auch bekannt als Neutralfette. Triglyzeride dienen als Energiereserve und werden im Fettgewebe gespeichert. Der Körper kann sie selbst herstellen, sie werden jedoch auch über fette Nahrung aufgenommen. Erhöhte Triglyzeridwerte im Blut sind oft ein Zeichen dafür, dass mit dem Stoffwechsel etwas nicht stimmt, und sind dann ein erhöhtes Risiko für das Entstehen von Arteriosklerose.

BÜCHER, DIE WEITERHELFEN

Bachmann, Robert; Schleinkofer, German M.
Natürlich gesund mit Kneipp
Trias, Stuttgart

Emmrich, Peter
Das 1 x 1 der Knospenmedizin kombiniert mit Schüßler-Salzen
Weg zur Gesundheit

Enders, Norbert
Enders' homöopathische Hausapotheke
Trias, Stuttgart

Gröber, Uwe
Mikronährstoffe
Wissenschaftliche Verlagsgesellschaft, Stuttgart

Langer, Jerk W.; Linnet, Jens
Gesunder Blutdruck in 14 Tagen
Südwest, München

Ritter, Claudia
Heimische Nahrungspflanzen als Heilmittel
Nikol, Hamburg

GRÄFE UND UNZER VERLAG

Bopp, Anette; Breitkreuz, Thomas
Blutdruck senken – Das 3-Typen-Konzept

Hainbuch, Friedrich
Progressive Muskelentspannung (mit CD)

Heepen, Günther H.
Quickfinder Schüßler-Salze

Heepen, Günther H.
Schüßler-Salze

Mannschatz, Marie
Meditation

Pahlow, Mannfried
Das große Buch der Heilpflanzen

Ritter, Claudia
Natürliche Stresskiller

Rubin, Franziska
Meine Gesundheitsretter aus der Natur für ein starkes Immunsystem

Wohlfahrth, Julia
Somatic Healing

ADRESSEN, DIE WEITERHELFEN

Deutsche Hochdruckliga e. V. DHL®
Deutsche Gesellschaft für Hypertonie und Prävention
Berliner Straße 46
69120 Heidelberg
www.hochdruckliga.de

Deutsche Gefäßliga e. V.
Mühlenstr. 21–25
50321 Brühl
www.deutsche-gefaessliga.de

Österreichische Gesellschaft für Hypertensiologie
Grieskirchnerstr. 42
4600 Wels
www.hochdruckliga.at

Swiss Society of Hypertension
Dufourstrasse 30
3005 Bern
www.swisshypertension.ch

www.stiftung-dhg.de
Infos zu Diabetes und Herz-Kreislauf-Erkrankungen.

www.dhu.de
Infos zu Schüßler-Salzen.

SACHREGISTER

A

ACE-Hemmer 42 f., 56, 79 f.
Aconitum 68, 105, 107, 111
Adrenalin 20, 42, 123
Aldosteron 14, 20, 43, 79
Alkohol 19, 31, 34, 38, 67, 70, 75, 106
Angiotensin 14, 42 f., 79
Antirheumatika 20
Alter 9, 13, 19, 49, 53, 57, 65
Ängste 19, 25, 55, 65, 105, 117
Aquaretika 42, 59, 75, 118 f.
Arnika 68 f., 106, 110 f., 113
Arteriosklerose 49, 51, 71
AT1-Rezeptoren 43
Aurum metallicum 69

B

Baldrian 64, 114
Ballaststoffe 85, 87, 90 f.
Bärlauch 49 f., 103, 120
Bauchumfang 19, 23
Betablocker 16, 42, 108
Birke 59 f., 103
Blutdruckschwankungen 12 f., 19, 37, 106 f., 113
Blutfettwerte 22 f., 53, 56, 108
Blutreinigung 102 f.
Blutzucker 23, 90, 96, 117, 122
Body-Mass-Index 18, 95
Brennnessel 60, 80, 85, 102 f., 119

C

Cholesterin 122 f., 38, 50, 52 f., 56, 79, 82, 86, 88 f.
Conn-Syndrom 20

D

Depressionen 16, 65, 69 f., 75, 107 f.
Diabetes 19, 22 f., 37 f., 42, 91, 95, 106, 112, 115 f., 120, 122
Diastole 10, 14 f., 33, 122
Digitalis purpurea 69
Diuretika 41 f., 56, 59, 78, 80, 108, 111, 118 f., 122

E

Elektrolyte 12, 59, 119
Entgiftung 60, 71, 75
Entlastungstag 102 f.
Erektionsstörungen 25, 108

F

Fenchel 80, 90, 97
Fettstoffwechsel 19, 23, 52, 108 f.
Fingerhut 69
Folsäure 78, 121

G

Gold 69
Goldrute 61
Grapefruit 40
Grüner Tee 86 f.
Gurke 86 f.

H

Hafer 96
Hauhechel 61
Heidelbeeren 96
Herzinsuffizienz 17, 29, 42, 69, 112, 119
Herzrasen 25, 57, 105, 109 f., 114
Herzstolpern 110
Herzwein 57, 113, 118
Hibiskus 51 f.
Hildegard von Bingen 118
Hirnblutung 25, 29
Homocystein 77 f., 81 f., 121
Homöopathie 66 ff.
Hormonstörungen 14, 20 f., 106, 109
Hüttenkäse 95, 102
Hyperlipidämie 22, 108, 123
Hypertensive Krise 15, 17, 26 f., 111, 122
Hypertensiver Notfall 17, 123
Hypotonie 16, 115, 123

J/K

Johanniskraut 65
Kakao 88
Kalium 12, 41 ff., 52, 59, 60, 62, 65
Kalzium-Antagonisten 40, 43
Knoblauch 48, 52 f., 87, 91, 102, 108, 120
Koffein 34, 114
Königin der Nacht 70
Kopfschmerzen 9, 17, 25, 38, 42 f., 54, 68 ff., 111, 114, 116
Krämpfe 42, 70, 74, 80, 111
Kurzatmigkeit 25 f., 29, 110, 112

L

L-Argin 78, 80 f., 88, 121
Lavendel 64 f.,
Liebstöckel 62, 89
L-Taurin 81

M

Mazerat 47, 55
Magnesium 42, 49, 52, 54, 74, 80, 96, 111
Melisse 47, 57, 64, 113
Messung 14 f., 32 ff.
Mineralstoffe 49, 72 f., 80 f.
Mistel 47, 54 f.

N
Natrium 12, 41, 74, 80, 89 f., 119
Nasenbluten 17, 26, 69, 112
Nervosität 26, 34, 38, 57, 113
Nieren 9, 12 ff., 117, 118, 121
Nikotin 19, 21, 34, 75, 106, 120 f.
Noradrenalin 20, 42, 123

O
Ödem 17, 30, 60 ff., 74, 118 f.
Ohrensausen 27, 69 f.
Olivenblatt 47, 55 ff., 120 f.
Olivenöl 85, 87, 90
Omega-3 81, 85

P
Passionsblume 65, 117
Petersilie 62 f., 89, 102, 118 f.
Petersilienwein 118
Presssaft 48, 57 f.
Primärer Bluthochdruck 18 ff.

Q
Quecksilbersäule 9, 33
Q10 81 f.

R
Rauwolfia 70 f.
Reizbarkeit 26, 54
Renin 14, 41, 43, 79
Resveratrol 82
Riva-Rocci 33, 123
Rote Bete 88, 90, 98
RR 12, 33, 123

S
Salz 12, 16, 19, 41 f., 83, 85, 89
Sartane 43, 111
Schachtelhalm 63
Schilddrüse 16, 21, 38, 64, 69, 75, 109
Schlaf 20 f., 26 f.
Schüßler-Salze 72 ff.
Schwangerschaft 21, 52
Schwefel 49, 71
Schweißausbrüche 27, 103
Schwindel 9, 13, 16 f., 27, 29, 110, 114 f.
Sehstörungen 17, 27, 30, 38
Sinusknoten 10, 43
Sekundärer Bluthochdruck 13, 20 f.
Sekundäre Pflanzenstoffe 76, 80, 82, 86, 88, 96
Sport 13, 16, 19, 31, 109, 114, 117
Stress 14, 19 ff., 26, 31, 34, 57, 116 f.
Strophanthus 71
Systole 10, 14, 123

T
Tageszeiten 13, 37
Teeaufguss 47
Thrombose 42, 53, 56, 88
Tinktur 47
Triglyzeride 23, 123
Tumor 20 f., 81

U
Übelkeit 17, 27, 114
Übergewicht 18, 22 f., 38, 60, 95, 108, 113, 120

V
Venen 10 ff., 118, 120
Veranlagung 16, 18, 107

W/Z
Weißkitteleffekt 25, 34
Zwiebel 87, 90, 101

Erläuterung & Dank

Die hier empfohlenen Fertigpräparate sind eine Auswahl. Es gibt meist qualitativ gleichwertige Produkte anderer Hersteller. Lassen Sie sich von Ihrem Apotheker beraten. Ich habe von den Empfehlungen keinen wirtschaftlichen Nutzen. Zum Schluss möchte ich mich für die vertrauensvolle Zusammenarbeit mit dem GRÄFE UND UNZER VERLAG bedanken. Allen voran bei Barbara Fellenberg, die das Projekt betreute, bei Ulrike Geist für die konstruktive Lektoratsarbeit, bei Simone Hoffmann für die Bildauswahl und all den nicht namentlich genannten Helfern. Harmonische Teamarbeit ist auch in schwierigen Zeiten, wie denen der Pandemie, möglich.

Wichtiger Hinweis

Die Gedanken, Methoden und Anregungen in diesem Buch stellen die Meinung bzw. Erfahrung der Verfasserin dar. Sie wurden von der Autorin nach bestem Wissen erstellt und mit größtmöglicher Sorgfalt geprüft. Sie bieten jedoch keinen Ersatz für persönlichen kompetenten medizinischen Rat. Jede Leserin, jeder Leser ist für das eigene Tun und Lassen auch weiterhin selbst verantwortlich. Weder Autorin noch Verlag können für eventuelle Nachteile oder Schäden, die aus den im Buch gegebenen praktischen Hinweisen resultieren, eine Haftung übernehmen.

IMPRESSUM

© 2021 GRÄFE UND UNZER VERLAG GmbH, Postfach 860366, 81630 München

GU ist eine eingetragene Marke der GRÄFE UND UNZER VERLAG GmbH, www.gu.de

ISBN 978-3-8338-7807-7
4. Auflage 2026

Projektleitung:
Barbara Fellenberg
Lektorat: Ulrike Geist
Bildredaktion:
Simone Hoffmann
Umschlaggestaltung: ki36
Layout: independent Medien-Design GmbH, Horst Moser, München
Herstellung: Petra Roth
Satz: griesbeckdesign, Dorothee Griesbeck
Reproduktion: Medienprinzen GmbH, München
Druck und Bindung: Firmengruppe APPL, aprinta druck, Wemding

Umwelthinweis

Nachhaltigkeit ist uns sehr wichtig. Der Rohstoff Papier ist in der Buchproduktion hierfür von entscheidender Bedeutung. Daher ist dieses Buch auf PEFC-zertifiziertem Papier gedruckt. PEFC garantiert, dass ökologische, soziale und ökonomische Aspekte in der Verarbeitungskette unabhängig überwacht werden und lückenlos nachvollziehbar sind.

Die GU-Homepage finden Sie unter www.gu.de

Bildnachweis

Cover: Jochen Arndt
Illustrationen: Claudia Lieb
Weiteres: Adobe Stock: S. 6, 8, 18, 24, 30, 44, 53, 60, 63, 72, 76, 88, 91, Innenkl. vo. li., U4 li.; Getty Images: S. 23, 26, 39, 104, 112, Innenkl. hi. re., U3; iStockphoto: S. 2 (Wh.), 32, 35, 40, 46, 54, 58, 66, 84, 107, 115, 116, 118, 121, Innenkl. vo. li., vo. re. (4), hi. li.; Mauritius Images: S. 3 (Wh.), 20, 50, 51, 56, 70, 110, Innenkl. vo. li.; Plainpicture: S. 43, 79; privat: S. 4; Seasons Agency: S. 92; Stocksy: S.48, 108, Innenkl. hi. re., U4 re.; Katrin Winner: S. 87, 94, 97, 99, 101
Syndication: www.imageprofessionals.com

LIEBE LESERINNEN UND LESER,

wir wollen Ihnen mit diesem Buch Informationen und Anregungen geben, um Ihnen das Leben zu erleichtern oder Sie zu inspirieren, Neues auszuprobieren. Wir achten bei der Erstellung unserer Bücher auf Aktualität und stellen höchste Ansprüche an Inhalt und Gestaltung. Alle Anleitungen und Rezepte werden von unseren Autoren, jeweils Experten auf ihren Gebieten, gewissenhaft erstellt und von unseren Redakteur*innen mit größter Sorgfalt ausgewählt und geprüft.

Haben wir Ihre Erwartungen erfüllt? Sind Sie mit diesem Buch und seinen Inhalten zufrieden? Wir freuen uns auf Ihre Rückmeldung. Und wir freuen uns, wenn Sie diesen Titel weiterempfehlen, in Ihrem Freundeskreis oder bei Ihrem Online-Kauf.

Sollten wir Ihre Erwartungen so gar nicht erfüllt haben, tauschen wir Ihnen Ihr Buch jederzeit gegen ein gleichwertiges zum gleichen oder ähnlichen Thema um.

KONTAKT ZUM LESERSERVICE

GRÄFE UND UNZER VERLAG
Grillparzerstraße 8
81675 München
www.gu.de